KB092695

70세의
정답

일러두기

1. 외래어 표기는 국립국어원의 외래어표기법을 따랐으나, 일반적으로 굳어진 표기는 존중했다.
2. 원서의 엔화는 원화로 바꾸어 표기했다(환율 100엔 = 1000원).
3. 독자의 이해를 돕기 위해 본문 중 일부 정부 정책이나 투자 관련 정보 등은 국내 상황에 맞도록
   수정했다.

Original Japanese title: 70 SAI NO SEIKAI
© 2022 Hideki Wada
Original Japanese edition published by Gentosha Inc.
Korean translation rights arranged with Gentosha Inc.
through The English Agency(Japan) Ltd. and Danny Hong Agency

이 책의 한국어판 저작권은 대니홍 에이전시를 통한 저작권사와의 독점 계약으로 한즈미디어(주)에 있습니다.
저작권법에 의해 한국 내에서 보호를 받는 저작물이므로 무단전재와 복제를 금합니다.

70세의
정답

다가올 30년의
노화를 늦추는 법

와다 히데키 지음 | 이정미 옮김

한스미디어

앞으로 다가올
30년의 노화를 늦추는 법

조금 더 수월하게 '80세의 벽'을 넘으려면

'60대 2.5%, 80대 30%'

60대에는 40명 중 1명 정도였다가, 80대에는 3명 중 1명꼴로 앓는 이 병은 과연 무엇일까? 바로 인지장애이다. 다시 말해 위 숫자는 기억을 잃어가는 인구의 비율인 셈이다. 이처럼 인지장애는 70대에 이르면 갑자기 증가하기 시작해서 80대에는 60대보다 12배나 많아진다.

인지장애가 발생하는 이유는 여러 가지가 있겠지만 30년 남짓 노인정신과 의사로 일한 내 경험을 바탕으로 말하자면 '60~70대에 어떻게 살았는지'와 관련이 깊다. 당연한 얘기지만, 열심히 일하고 배우면서 뇌 운동을 게을리하지 않는 삶의 방식이 인지장애를 앓을 확률을 낮추어준다. 그리하여 본격적인 노인으로 진입하는 관문인 '80세의 벽'을 수월하게 넘는다면 더 오랫동안 건강하게 살 수 있다.

이보다 앞서 출간된 《80세의 벽》이 뜨거운 반응을 얻은 덕분에 그동안 내가 쌓아왔던 생각과 지식을 많은 사람과 공유할 수 있었다. 《80세의 벽》에 이어서 《70세의 정답》을 내놓은 이유는, 뇌와 몸의 건강을 지키면서 80세의 벽을 넘으려면 60대부터 70대까지의 삶이 매우 중요하기 때문이다.

백세 인생의 마지막 단계인 80세 이후의 20년을 아름답게 보내기 위해서는 그에 앞선 20년인 60~70대의 인생이 매우 중요하다. 그래서 60~70대의 딱 중간인 70세를 중심으로 해서 그동안 쌓은 나의 지식과 경험을 전달하기 위해 이 책을 썼다. 《80세의 벽》의 후속작인 동시에 《80세의 벽》 이전에 읽는 책이라고 봐주면 좋겠다.

안타깝게도 고령자의 대부분이 '정답'과는 동떨어진 생활 방식을 따르고 있다. 잘못된 건강 상식을 바탕으로 불필요한 절제를 생활화하는 사람, 정년이 곧 은퇴라 여기며 인생의 무한한 가능성을 차단하는 사람, 간단히 해소할 수도 있는 스트레스를 껴안은 채 어두운 인생을 사는 사람…. 모두 아까운 노년을 낭비하고 있다. 단언컨대, 간단한 건강 상식만 있다면 똑같은 시간을 훨씬 즐겁고 긍정적으로 보낼 수 있다.

인생 최고의 30년을 위한 70세의 정답

'80세의 벽'을 뛰어넘는 방법은 물론이고 60~70대를 즐겁고 의미 있게 보내는 요령도 알려준다. 여기서 필요한 가장 기본적인 마음가짐은 '할 수 없는 일을 한탄하지 말고 할 수 있는 일을 찾아 즐기는 것'이다. 나이가 많아서 불가능하다고만 생각하지 말고 지금 내가 할 수 있는 일을 찾아 나서는 사고방식이다.

사실 나 역시 젊었을 때는 60대가 되면 대학교수직 같은 몇 개의 역할을 내려놓아 업무의 강도를 낮추려고 했다. 하지만 막상 환갑을 맞이하고 나니 할 수 있을 때까지는 더 달려보자는 마음으로 바뀌었다. 노인정신과 의사의 관점으로 나의 몸과 마음의 상태를 진단한 결과, 아직 인생의 크기를 줄일 때가 아니라고 판단했기 때문이다. 그것이 나의 '정답'이었다고 지금도 확신한다.

이 책에는 나의 오랜 의사 생활에서 얻은 지식뿐만 아니라 그간 인생에서 배운 지혜도 담겨 있다. 의사로서의 지식과 더불어 회사를 경영하거나 나이 든 부모님을 돌보았던 경험까지 총동원해야 '노화'라는 인생 최대의 적과 싸우고 '70세의 정답'에 다다를 수 있기 때문이다. 나의 지식과 경험을 담은 이 책이 당신의 인생을 더욱 긍정적이고 즐겁게 만드는 데 보탬이 되길 진심으로 바란다.

지은이 와다 히데키

Contents

4장
화목한 가정을 위한 정답

7장
60세부터의 시작을 위한 정답

1장

노화를 막고
오래 살기 위한
정답

The Answer
of
70 age

콩은 가장 저렴하고
효과적인 영양제

"뭘 먹어야 뇌와 몸에 좋을까요?"

"잠을 잘 자려면 어떻게 해야 하나요?"

30년 남짓 정신과 의사로 일하면서 6000명이 넘는 환자를 만나는 동안 가장 자주 들었던 질문은 '음식과 수면'에 관한 내용이었다. 먼저 이에 대한 궁금증부터 풀어보자.

이 책보다 앞서 출간된 《80세의 벽》에서는 '고기 섭취'

의 중요성을 강조했다. 소고기와 돼지고기에는 트립토판이라는 필수아미노산이 많이 들어 있는데, 트립토판은 뇌의 신경전달물질을 조절하는 세로토닌의 재료로서 뇌를 활성화하기 때문이다. 그렇다면 고기와 함께 고령자가 꼭 먹어야 할 음식에는 또 어떤 것이 있을까?

우선 대표적인 건강식 '낫토'이다. 잠시 딴 이야기를 좀 하자면, 일본 헤이안 시대에 단바노 야스요리(丹波康賴)라는 궁정 의사가 있었다. 최초의 명의라 불리는 그는 984년에 일본에서 가장 오래된 의학서 《의심방(医心方)》을 편찬했다. 이 책은 세계기록유산으로 올리자는 움직임이 일 만큼 훌륭하면서도 방대한 양의 저서로, 2012년에 고전의학 연구자인 마키 사치코(槇佐知子)가 전권을 번역해 의학계에서 크게 화제가 되었다. 나도 전부는 아니지만 군데군데 읽어보았는데, 거기서 "낫토는 매우 우수한 식품으로 해독작용이 있다"라는 구절을 발견했다. 1000년도 전에 살았던 의사가 이미 낫토의 우수성을 알고 있었던 것이다.

낫토가 뇌와 몸에 좋다는 견해는 이미 의학 및 영양학

연구자들 사이에서 정설로 통한다. 양질의 식물성 단백질을 가장 효과적으로 섭취할 수 있는 식재료이기 때문이다. 게다가 가격도 저렴하고 마트에 가면 손쉽게 구할 수 있다. 말하자면 낫토는 가장 싼 영양제인 셈이다.

고령자들에게는 보통 하루에 체중 1kg당 1.2~1.5g의 단백질 섭취가 권장된다. 몸무게가 60kg이라면 70~90g을 먹어야 한다는 뜻이다. 단, 이는 순수한 단백질량을 말하는 것이어서 매일 권장량을 채우기가 만만치 않다. '아침에는 계란, 점심에는 생선, 저녁에는 고기' 하는 식으로, 단백질이 든 식재료를 숙제처럼 챙겨 먹어야 겨우 채울 수 있는 양이다. 그래서 콩으로 된 낫토처럼 손쉽게 구할 수 있는 재료로 만든 음식이 매우 유용하다.

콩은 뇌 건강을 지키는 든든한 지원군이기도 하다. 최근 콩은 뇌를 활성화한다고 해서 '브레인 푸드(Brain Food)'라고도 불린다. 뇌에서는 '뉴런'이라고 하는 신경세포로부터 신경전달물질이 분비되는데, 이를 통해 자극이나 정보가 다른 신경세포로 전달된다. 뇌가 활성화되려면 두 신경세포가 맞닿아 있는 부위인 시냅스에서 많은 양의 신경전달물질이 활발하게 교환되어야 한다. 바로 이 신경전달물질을 구성하는 주요 원료인 '레시틴'이 콩에 풍부하다.

레시틴은 뇌에서 아세틸콜린이라는 신경전달물질로 바뀐다. 아세틸콜린이 부족하면 뇌에서 정보 전달이 원활하지 못하다. 인지장애를 겪는 환자 중에는 아세틸콜린이 부족한 사람이 많다고 알려져 있다.

콩을 사용한 음식들, 낫토나 두부, 두유, 된장, 콩가루 등을 먹으면 레시틴을 많이 섭취할 수 있다. 그중에서도 낫토는 콩의 영양 성분을 거의 자연 상태 그대로 섭취할 수 있는 우수한 식재료이다.

콜레스테롤은
몸에 해롭지 않다

　강연장에서 "고령자일수록 고기를 먹어야 한다"라고 말하면 열에 아홉은 콜레스테롤 수치가 걱정된다는 대답이 돌아온다. 이러한 걱정을 덜어주기 위해 여기서 확실하게 언급하건대, 콜레스테롤이 몸에 해롭다는 말은 가짜 뉴스, 즉 잘못된 정보이다. 오히려 노후에 건강하게 지내려면 콜레스테롤은 반드시 필요하다.

　애초에 콜레스테롤은 인간을 포함한 동물의 몸을 구성하는 지방의 일종이다. 성호르몬과 세포막의 재료로서

생명체에게 없어서는 안 될 주요한 성분이다. 그뿐 아니라 뇌에서 세로토닌을 운반하는 중요한 역할을 맡고 있다. 세로토닌이란, 뇌의 신경세포들 사이에서 여러 자극이나 감정을 전달하는 신경전달물질 중의 하나이다. 신경전달물질 하면 도파민이나 아드레날린이 유명하지만, 세로토닌은 이런 신경전달물질의 분비량을 조절하는 지휘관 같은 존재로서 인간의 마음을 조종하는 역할을 담당한다. 콜레스테롤은 이와 같은 세로토닌을 운반하는 물질로, 콜레스테롤 수치가 높은 사람일수록 우울증에 걸릴 확률이 낮고 또 우울증에 걸리더라도 빨리 나을 수 있다.

또한 콜레스테롤은 남성호르몬인 테스토스테론을 구성하는 재료이다. 요즘 성관계를 맺지 않는 사람이 늘어나고 있는 이유도 콜레스테롤을 줄여야 한다는 잘못된 믿음이 퍼지면서 남성호르몬 수치가 줄어든 탓에 있다고 생각한다. 더욱 놀랍게도, 콜레스테롤 수치가 낮으면 암에 걸리기 쉽다는 연구 자료도 있다. 이는 면역세포를 구성하는 재료가 부족해지기 때문이다.

물론 콜레스테롤 수치가 지나치게 높으면 '고콜레스테롤혈증'으로 동맥경화를 일으킬 위험도가 높아지는 것이 사실이다. 하지만 반대로 너무 낮아도 혈관이 약해져서 뇌졸중을 앓을 확률이 커진다.

사실 현대 일본인의 평균수명이 세계에서 제일 높은 축에 속하는 이유 중의 하나도 옛날과는 비교할 수 없을 만큼 고기를 많이 먹어서 콜레스테롤 섭취량이 크게 증가한 덕에 있다. 콜레스테롤 수치가 오르면서 혈관이 탄력 있고 튼튼해졌기 때문에 출혈성 뇌졸중으로 인한 사망자가 감소한 것이다.

비타민 C로
뇌를 튼튼하게

다음으로 중요한 요소는 비타민이다. 비타민은 우리 몸을 건강하게 해줄 뿐만 아니라 특히 뇌 건강과 깊은 관련이 있다.

미국에서 비타민 C와 지능지수의 관계를 연구한 실험이 있다. 유치원생부터 대학생까지의 351명을 두 그룹으로 나누어 A그룹에는 비타민 C가 많은 식사를, B그룹에는 비타민 C가 부족한 식사를 제공했다. 그런 다음 IQ 테스트를 실시한 결과, A그룹의 평균 점수는 113.2,

B그룹의 평균 점수는 108.7이라는 유의미한 차이가 발생했다.

비타민 C가 두뇌에 좋은 영향을 미치는 이유는 산화를 막는 '항산화 작용'에 있다. 뇌세포가 산화되어 손상을 입으면 뇌 전체의 활동이 둔해지고, 혈관에서 산화가 진행되어도 뇌에 필요한 산소와 영양분이 원활하게 제공되지 못한다. 그런 까닭에 뇌와 혈관의 산화는 인지장애 환자의 약 70%를 차지하는 알츠하이머형 인지장애를 일으키는 원인 중의 하나가 된다. 그런데 비타민 C에는 산화를 막는 힘, 다시 말해 산화 작용의 반대말인 '환원 작용'을 하는 능력이 있다. 환원 작용으로 산화를 예방해서 뇌세포와 혈관을 지켜주는 것이다.

물론 비타민 C는 뇌와 혈관뿐 아니라 몸 전체를 위해서도 필요하다. 노년에 신선한 과일과 야채를 많이 먹으면 남자는 6년, 여자는 1년 더 수명이 늘어난다는 연구 결과도 있다.

알다시피 비타민 C는 야채와 과일에 풍부하지만 영양제로도 섭취할 수 있다. 비타민 C는 건강에 좋다는 이유로 예전부터 주목받아 와서 이미 알약으로 나온 지도 오래되었고 영양제 가운데 매우 저렴한 편에 속하니 자주 이용해보자.

담배는 혈관을, 술은 전두엽을 수축시킨다

상식적인 이야기이지만 70세 전후가 되면 술을 절제해서 마셔야 한다. 술은 스트레스를 발산하는 효과가 있지만 기본적으로 뇌에 손상을 입히는 물질이다. 술을 많이 마시면 필름이 끊기는 이유도 뇌에서 기억에 관여하는 '해마'라는 부위가 마비되기 때문이다. 뇌에는 유해 물질이 들어오지 못하도록 막아주는 '혈액뇌관문'이라는 장벽이 있는데, 알코올은 이 관문을 쉽게 뚫고 들어가서 해마를 마비시킨다. 일시적인 기억장애는 술에서 깨면 해소되지만, 이러한 경고를 무시하고 매일같이 술을 마셨다가는 전두엽이 수축된다. 실제로 알코올의존증 환자의 뇌를 살펴보면 전두엽과 해마가 위축된 모습을 많이 볼 수 있다. 특히 혼자 술을 마시는 경우가 가장 위험해서 알코올의존증으로 진행될 가능성이 매우 높다.

담배도 끊는 것이 좋다. 니코틴은 혈관을 수축시켜서 혈액순환에 악영향을 미치고 뇌에 유입되는 혈액량도 감소시킨다. 결국 뇌에 산소가 부족해지면서 기능이 점점 떨어진다. 담배를 자주 피우는 사람의 뇌는 금붕어가 숨 쉬기 위해 물속에서 쉼 없이 뻐끔거리듯이 항상 산소부족 상태에 시달리고 있다. 이대로라면 뇌의 노화를 막기는 어렵다.

비록 알츠하이머형 인지장애를 방지하는 효과가 있다고는 하지만 니코틴에는 해로운 점이 압도적으로 많다. 따라서 금연은 필수적이다. 도저히 담배를 끊기 어렵다면 비교적 산소부족을 덜 일으키는 전자담배로 바꿔 피우는 것도 방법이다.

'씹기'는
뇌를 활성화한다

음식과 관련해서 '씹기'의 중요성도 언급하고 싶다. 예전에 초등학생을 대상으로 다음과 같은 기억력 테스트를 실시한 적이 있다.

다양한 색깔의 판을 배치해서 30초간 외운 다음 그것과 똑같은 순서로 색깔 카드를 놓게 하는 시험이었다. 그런데 이때 껌을 씹으면 정확도가 두 배나 올라갔다. 연구 결과, 껌을 씹으면 뇌의 혈류량이 증가했는데 특히 기억을 관장하는 해마의 혈류량이 크게 늘어났다. 이는 우리가 음식을 씹을 때 사용하는 근육인 '깨물근'이 삼차신경을 통해 뇌와 이어져 있기 때문이다. 깨물근이 움직이면 대뇌와 편도체 같은 인지 기능을 담당하는 뇌 부위가 자극을 받아서 혈류량이 늘어난다. 또 껌을 씹으면 치아를 감싸고 있는 치근막에도 압력이 전달되는데, 이 역시 뇌와 이어져서 뇌를 자극하고 활성화한다.

따라서 반대로 건강하지 못한 치아는 인지장애를 일으키는 원인이 된다. 이유는 크게 두 가지다. 첫째, 씹는 횟수가 줄어들면 뇌로 가는 자극이 감소해서 인지 기능이 떨어지게 되기 때문이다. 둘째, 씹는 힘이 약해지면 신선한 채소와 같이 딱딱한 음식을 피하고 면처럼 부드러운 음식을 자주 먹게 되는데, 그에 따라 비타민이 부족해져서 인지장애가 발생할 위험이 커진다.

실제로 치아가 거의 없는 사람은 치아가 20개 이상 있는 사람에 비해 인지장애가 발생할 확률이 1.85배나 높다는 연구 결과가 있다. 또 알츠하이머형 인지장애 환자는 채소 섭취량이 적다고 한다. 이 때문에 건강하게 오래 살고 싶다면 돈이 많이 들더라도 틀니나 임플란트를 활용해서 치아 건강을 지켜야 한다.

덧붙여서 뇌를 자극하기 위해서는 깨물근을 많이 움직여야 하므로 껌이나 오징어를 자주 씹자. 심심할 때 간식거리를 씹는 것만으로도 뇌 건강을 지켜낼 수 있다. 세끼 식사를 할 때에도 젊었을 때보다 더 많이 씹어 먹는 습관을 들여야 한다. 이러한 작은 습관이 뇌의 노화를 막는다.

불면증에서 벗어나는
방법

　다음은 수면에 대해 살펴보자. 질 좋은 수면이 노후 건강을 위해 매우 중요하다는 점은 더 이상 설명할 필요도 없다.

　대니얼 카너먼(Daniel Kahneman)이라는 미국 경제학자가 있다. 노벨 경제학상의 수상자로, 경제학에 심리학을 접목한 '행동경제학'의 일인자로 유명하다. 그가 미국인 45만 명을 대상으로 대대적으로 실시한 '행복'에 관한 조사가 있는데, 이에 따르면 사람의 행복에 가장 중요한 요소는 '직장 상사'와 '수면'이었다. 일할 때 함부로 끼어드는 상사 때문에 자율성을 갖지 못하는 사람과 잠을 제대로 자지 못하는 사람이 행복도가 가장 낮았다고 한다.

인간은 잘 자지 못하면 불행해진다. 질 좋은 수면을 취하지 못하면 세로토닌과 같은 신경전달물질의 움직임이 둔해진다. 몸속 세포의 재생과 회복도 자는 동안 일어나기 때문에, 잘 자지 못하면 면역력이 떨어진다. 당연히 건강 수명도 줄어든다.

향년 93세로 세상을 뜬 일본 요괴만화의 거장 미즈키 시게루(水木しげる)는 생전에 이런 말을 한 적이 있다. "만화가는 적당히 하지 않으면 죽어. 꼭 잠을 자야 해. 피곤하면 쉬어야 하고." 아톰을 그린 데즈카 오사무(手塚治蟲)와 가면라이더를 그린 이시노모리 쇼타로(石ノ森章太郎)가 60세 즈음에 세상을 떠난 것을 두고 한 말이다. 분명히 거장들이 장수하지 못한 데에는 장기간에 걸친 극단적인 수면 부족이 큰 영향을 미쳤을 것이다.

노인정신과 의사로 일하다 보면 환자들로부터 수면과 관련된 고민을 자주 듣는다. 점점 잠들기 힘들어진다든가 한밤중에 눈이 떠진다는 고민들이다. 딱 한 시간만이라도 좋으니 푹 자고 싶다고 말하는 사람들도 있다.

이와 같은 불면증은 크게 세 가지 증상으로 나눌 수 있다. 첫째는 잠드는 데 시간이 오래 걸리는 '입면 장애', 둘째는 밤중에 쉽게 눈이 떠지는 '수면유지 장애', 셋째는 새벽녘에 눈이 떠져서 이후 잠들지 못하는 '조기 각성'이다. 이 중 입면 장애에는 매우 효과적인 처방전이 있다. 바로 단백질을 많이 섭취하는 것이다.

유럽과 미국에는 아이가 침대에 눕기 전에 따뜻한 우유를 한잔 마시게 하는 집들이 많다. 이렇게 하면 쉽게 잠이 든다는 이유에서인데, 과학적으로도 맞는 이야기다. 우유에는 잠이 잘 오게 하는 세 가지 비밀이 숨어 있다. 먼저, 우유에는 트립토판이라는 아미노산이 함유되어 있기 때문이다. 우유를 마시면 트립토판은 신경전달물질의 하나인 세로토닌으로 바뀌는데, 세로토닌은 수면물질인 멜라토닌의 분비를 도와서 잠이 오게 한다. 또한 우유에는 칼슘이 듬뿍 들어 있다. 칼슘은 신경을 안정시키는 작용을 해서 편안하게 잠들도록 돕는다. 이뿐 아니다.

따뜻한 우유가 위로 들어가면 체온이 자연스럽게 오르고, 이렇게 상승한 체온이 서서히 떨어지는 과정에서 기분 좋은 잠에 빠져들 수 있다.

우유뿐 아니라 다른 단백질 식품을 먹어도 수면에 도움이 된다. 예를 들면 두부에도 잠이 오게 하는 트립토판이 많으므로, 저녁 식사로 두부를 먹으면 쉽게 잠이 든다. 그 외에도 치즈, 요구르트와 같은 유제품이나 낫토, 고기 등도 단백질 식품이므로 잠드는 데 어려움을 느낀다면 섭취해보자.

규칙적인 생활로
수면 리듬 유지하기

불면증의 원인은 다양하다. 우울증이 원인인 경우도 있고, 순환기계 질환처럼 몸 상태가 좋지 않아서 잠을 못자는 경우도 있다. 하지만 대부분은 잠들지 못할까 봐 두려워하는 정신적인 문제에서 기인한다. 이러한 종류의 불면증은 규칙적인 생활을 하면 크게 나아진다.

먼저, 밤에 잘 자기 위해서는 아침에 일어나는 시간을 일정하게 유지해야 한다. 회사에 다닐 때는 출근 시간이 정해져 있으므로 저절로 기상 시간이 일정할 수밖에 없었는데, 당시에는 무척 피곤하게 느껴졌겠지만 그것은 우리의 몸과 마음에 좋은 영향을 미쳤다. 매일 같은 시간에 일어나는 습관이 심신의 변화를 최대한 막아주었기 때문이다.

그러나 은퇴 후 그럴 필요가 없어서 기상 시간이 들쑥날쑥해지게 되면 세로토닌과 같은 신경전달물질의 분비가 줄어들고, 세로토닌이 부족해지면 수면을 유도하는 멜라토닌도 줄어들어 수면 장애를 겪기 쉽다. 따라서 신경전달물질의 정상적인 분비를 촉진하기 위해서는 매일 아침 같은 시간에 일어나야 한다. 전날 밤 푹 자지 못했거나 늦게 잠들었더라도 아침이 되면 평소와 같은 시간에 침대에서 나와야 한다. 당일은 조금 피곤하고 졸리겠지만 길게 보면 뇌와 몸을 지키는 좋은 습관이다.

여기에 매일 아침 같은 시간에 식사를 하면 수면에 더욱 긍정적인 효과를 미친다. 수면 리듬을 일정하게 유지하기 위해서는 식생활의 리듬도 중요하기 때문이다.

귀가 멀어지면
인지장애와 가까워진다

　지금부터는 70세 전후부터 특히 경계해야 할 사항을 알아보겠다.

　우선은 '청력 감퇴'이다. 흔히 나이를 먹으면 귀가 잘 안 들리게 되는 게 당연하다고 여기는데, 청력 감퇴는 그리 쉽게 볼 문제가 아니다. 귀가 잘 안 들리면 인지 기능이 급격히 떨어지게 되기 때문이다.

　청력이 떨어지면 다른 사람과 대화할 일이 줄어든다. 상대방의 이야기를 편안하게 들을 수 없으니 아무래도 누군가와 이야기하기가 꺼려진다. 이러면 사회 활동량이 줄어들고 우울감을 자주 느끼며 사회적 고립 상태에 빠지기 쉬워서 인지장애를 겪을 확률이 높아진다.

또 귀가 멀어지면 다른 사람의 말을 듣기 위해 뇌 에너지의 대부분을 청각 처리에 사용하게 되면서 다른 인지 기능들은 상대적으로 점점 쇠퇴해간다. 이른바 '인지부하 이론'이다. 임상 경험으로 봐도 70대에 청력이 떨어지면 인지장애가 발병하는 경우가 많았다.

따라서 귀가 잘 안 들린다면 이비인후과에 방문해서 난청의 진행을 늦추는 동시에 주저하지 말고 보청기를 사용해야 한다. 귀 건강을 유지해서 다른 사람과 계속 대화할 수 있다면 인지장애가 발병할 위험도 줄어들게 할 수 있다.

옛날에는 보청기가 크고 갑자기 소리가 울리기도 해서 여러모로 불편했지만, 요즘에는 기술이 발달한 덕에 성능이 좋아진 데다 크기도 작아져서 편리해졌다. 가격은 보통 100만~300만 원대로 예전에 비해 저렴한 편이나, 그래도 부담스럽다면 월 2만~3만 원 정도로 사용할 수 있는 대여 서비스가 있으니 시험 삼아 이용해보길 추천한다. 저렴하면서도 성능 좋은 보청기를 빌려서 쓸 수 있을 것이다. 아울러 난청의 진행 정도에 따라서 청각장애인으로 인정받으면 국가에서 제공하는 보조금을 받을 수도 있다.

나이 들수록 외모에
신경 써야 하는 이유

심리치료법 중에 행동을 변화시켜서 감정을 조절하는 '행동치료'라는 방법이 있다. 흔히 알고 있는 '인지치료'와 대응하는 개념으로, 이전과는 다른 새로운 경험을 시도하거나 낡은 습관을 바꿔서 마음을 치료하는 방법이다. 이는 60~70대 노인이 젊어지는 방법으로도 딱 들어맞는다.

기분이 좋지 않을 때 억지로라도 화장을 하고 머리를 다듬으면 마음이 한결 나아진다. 보통은 행동보다 마음이 먼저라고 생각하기 쉽지만, 때로는 마음이 행동의 지배를 받는다. 다시 말해, 예쁜 옷을 입거나 보톡스로 주름을 펴는 등 외모에 신경을 씀으로써 감정까지도 조절할 수 있다. 따라서 고령자일수록 외모 관리가 중요하다. 지금까지 만나온 여러 환자들을 보더라도, 겉모습이 노인에 가까울수록 감정의 노화가 더욱 성큼성큼 진행되어 결국에는 전신 기능이 쇠약해지는 경우가 많았다.

반대로 노인임에도 외모에 신경을 쓰는 사람은 대체로 건강하다. 요양원에는 보통 출장 미용사가 정기적으로 찾아와서 커트와 파마, 염색 등의 유료 서비스를 진행하는데, 직원들에게 물어보면 이러한 서비스를 이용하는 사람들은 대체로 인지장애 단계가 낮고 진행 속도도 더디다고 한다. 나 역시 인지장애를 앓고 있는 고령의 여성이 공들여 화장한 모습을 보면서 어딘가 모르게 생기가 넘치는 듯하다는 느낌을 여러 차례 받은 적이 있다.

나이 든 여성이라면 화장을 하고 머리를 손질할 뿐 아니라 필러나 보톡스를 맞아서 피부를 젊게 유지해야 한다. 최근에는 가격이 상당히 저렴해져서 3~6개월에 한

번씩 30만~40만 원 선이면 이용할 수 있다. 피부 관리를 받으면 확실히 눈에 띄게 주름이 펴지고 예뻐진다. 나이가 들어도 주변 사람들에게 충분히 매력적으로 보일 수 있다.

아직도 일본 내에서는 이러한 안티에이징 시술을 '반칙'이라고 여기는 사람이 많다. 하지만 노후에는 어떤 일이라도 반칙으로 단정 짓지 않는 사고방식이 필요하다.

성호르몬 감소는
만병의 근원

　중장년층은 성호르몬 감소에도 주의해야 한다. 나이를 먹으면 남성은 남성호르몬이, 여성은 여성호르몬이 줄어든다. 남자든 여자든 모두 중성화(中性化)된다는 말이다.

　성호르몬 감소는 우리의 몸과 마음에 변화를 일으킨다. 이로 인한 갱년기 장애는 주로 여성에게서 나타난다고 알려져 있지만, 사실 남성에게도 갱년기 장애가 찾아온다. 요즘에는 이를 'LOH(late-onset hypogonadism) 증후군'이라고 부른다. 갱년기 장애가 오면 자율신경계의 이상으로 온몸에 다양한 증상이 나타난다. 피로감, 권태감, 울화증, 다한증, 두근거림, 잔뇨감, 어깨 통증, 관절통 등 이것이 다 성호르몬 균형이 깨지면서 나타나는 증상이다. 특히 갱년기에는 남녀 할 것 없이 마음의 병을 호소하는 사람이 늘어난다. 우울증 진단을 받은 사람은 보통 여러 가지 갱년기 질환을 함께 앓는 경우가 많다.

미국과 유럽에서는 성호르몬이 감소하면 호르몬 보충 요법(HRT)을 받는 것이 일반적이며 보험도 적용된다. 하지만 일본에서는 부작용을 우려해서인지 남녀 모두 이를 선호하지 않는다. 나는 여성이든 남성이든 호르몬 보충 요법을 적극적으로 이용하기를 권장한다. 만약 갱년기 장애를 앓고 있는 남성이라면 주저하지 말고 병원에 있는 남성 건강 클리닉 등을 방문해서 상담을 받아보자. 나 또한 남성호르몬제를 먹고 있는데, 체력도 좋아지고 정신적으로도 큰 도움을 받고 있다.

뇌 건강을 위한
네 가지 습관

여기서부터는 뇌 건강을 위해 내가 직접 일상생활에서 실천하고 있는 방법 네 가지를 소개하겠다.

1) 주 2회, 연간 100회 새로운 경험을 한다

나는 주 2회, 연간으로 따지자면 100회 정도 새로운 경험에 도전한다. 아주 사소한 일이어도 횟수에 포함시킨다. 예를 들면 밖에서 점심 도시락을 살 때 가끔은 늘 가던 가게가 아닌 새로운 가게를 방문한다. 그 외에도 처음

보는 길로 산책을 간다든지 생소한 식물을 데려와 키워보는 등 사소한 첫 경험에 의식적으로 매달려서 도전한다. 우리 뇌는 본 적 없는 것을 보거나 먹어본 적 없는 음식을 맛보면 활발하게 움직이기에, 이러한 노력들이 전두엽의 노화를 늦추어준다.

2) 베스트셀러에 관심을 갖는다

나는 부족하지만 나름 글을 쓰는 사람이기에 지금 어떤 책이 잘 팔리는지를 항상 눈여겨보면서 그 책이 왜 인기가 많은지 생각해본다. 그것이 인간의 뇌, 특히 정신적 활동의 중추인 전두엽을 단련시키는 훈련이 되기 때문이다. 그래서 앞으로도 그해에 잘 팔린 책이나 인기를 끈 영화 혹은 음악 정도는 제목을 말할 수 있을 만큼 공부해둘 생각이다.

전두엽은 새로운 정보를 아주 좋아해서, 끊임없이 새로운 지식과 경험을 대하다 보면 전두엽의 움직임이 매우 활발해진다. 물론 베스트셀러나 인기 영화 외에도 재미있는 것들은 무척 많으니 다른 사람이 흥미로워하는 분야가 있다면 한번 관심을 가져보자.

3) 나이보다 젊고 건강해 보이는 사람을 따라 한다

사람은 결국 '사람'에게서 가장 큰 영향을 받는다. 한번 주변을 살펴보자. 틀림없이 나이보다 젊고 건강해 보이는 사람이 있을 것이다. 나는 그런 사람을 만나면 행동을 잘 관찰해서 따라 할 수 있는 부분은 따라 하려고 노력한다.

4) 연초에는 고급 스케줄 수첩을 산다

"노후에 필요한 것은 오늘 할 일과 오늘 갈 곳"이라는 말이 있다. 매일 해야 할 일과 가야 할 곳을 정해서 스케줄 수첩에 적는 습관을 들이면 노후를 긍정적으로 보낼 수 있다. 그래서 나는 연초가 되면 고급 스케줄 수첩을 산다. 비싼 수첩을 사면 돈이 아까워서라도 꼭 써야 한다는 생각에 이런저런 일을 기입하고, 그러다 보면 일정을 잡아두어야 할 일도 생기기 때문이다.

노쇠를 막는
동사(動詞)의 힘

흔히 늙어서 기운이 없는 상태를 '노쇠했다'고 표현하는데, 알고 보면 '노쇠(Frailty)'는 의학 용어 중의 하나이기도 하다. 노년의학에서는 노쇠를 '건강한 상태와 누군가의 돌봄이 필요한 상태의 중간 단계'로 보고 있다. 고령자는 활력이 조금만 떨어져도 일상생활의 단계에서 노쇠 단계로 들어가게 될 위험이 크다. 특히 요즘과 같은 코로나 시대에는 외부 활동량이 줄어들어 특히 노쇠에 주의해야 한다.

강의 때 나는 노쇠를 막기 위한 방법으로 '노후에 가까이해야 할 10가지 동사 = 걷다, 씹다, 게으름 피우다, 먹다, 가라앉히다, 말하다, 배우다, 돕다, 낙관하다, 웃다'를 정해서 환자들에게 전달한다. 군이 동사(動詞)로 표현하는 이유는 나이가 들수록 동사와 가까워지길 바라는 마음에서이다. 늙으면 동사를 쓸 일이 자꾸만 줄어든다는데, 동사와 멀어질수록 노쇠와는 가까워지게 됨을 기억하자. 다음에 소개할 10가지 동사는 코로나 시대에 건강을 유지하는 방법으로도 유용하다.

- 걷다 걷기의 효과는 다음 장에서 설명하겠다.
- 씹다 씹으면 영양 상태가 좋아지고 깨물근이 움직여서 뇌가 활성화된다.
- 게으름 피우다 노년에는 적당히 게으름을 피우며 피로를 풀어주는 것도 중요하다.
- 먹다 영양 상태는 무엇보다 중요하다. 또 맛있는 음식을 먹으면 기분이 좋아지면서 뇌가 활성화된다.
- 가라앉히다 항상 마음을 차분히 가라앉혀서 스트레

스를 풀어주자.

- 말하다 말하기의 효과는 뒤에서 설명하겠다.

- 배우다 배우기는 매우 중요한 사항으로 6장에서 설명할 예정이다.

- 돕다 다른 사람에게 도움이 되겠다는 목표가 있으면 건강하게 살 수 있다.

- 낙관하다 무슨 일이든 긍정적으로 생각해야 몸과 마음에 좋다.

- 웃다 자주 듣는 말이겠지만 '웃기'만큼 좋은 것은 없다.

노후에 가장 적합한 운동은 '걷기'

노후에는 의식적으로 운동하지 않으면 눈 깜짝할 사이에 운동 부족 상태에 빠진다. 온갖 방법을 짜내어서라도 적당한 운동, 특히 유산소운동을 꾸준히 해야 한다.

유산소운동은 심폐기능을 높여준다는 말을 자주 듣는데, 그 이유는 무엇일까? 호흡이 필요한 유산소운동을 정기적으로 하면 심장의 펌프 기능이 강화되어 수축 횟수가 적더라도 뇌와 몸에 충분한 양의 혈액을 보낼 수 있다. 같은 양의 운동을 해도 심장에 가는 부담이 적고 폐가 산소를 흡수하는 힘이 커진다. 그래서 유산소운동이 심폐기능을 올려주는 것이다.

심폐기능이 올라가면 산소가 듬뿍 담긴 혈액을 뇌와 장기, 근육에 공급할 수 있다. 그러면 온몸에 있는 세포에 활력이 돌고 면역력이 올라간다.

유산소운동이라고 하면 땀을 뻘뻘 흘리며 러닝머신 위를 달리는 모습을 떠올리기 쉽지만, 60대 이상에게 달리기를 권하고 싶지는 않다. 달리기처럼 호흡이 가빠지는 운동은 심장과 폐에 큰 부담을 줄 뿐 아니라 체내에 활성산소를 대량으로 만들기 때문이다. 이는 몸을 산화시키므로 안티에이징 관점에서 보면 그리 바람직하지 않다. 테니스나 골프도 일반 사람들이 매일 하기에는 적합하지 않다. 내가 가장 추천하는 운동은, 앞서 설명했던 10가지 동사에서도 나왔던 '걷기'이다.

인간의 몸은 하루에 8~14km를 걷도록 설정되어 있다고 하는데, 이는 수백만 년에 걸쳐 수렵과 채집 생활을 하는 동안 우리 몸이 그렇게 진화했다고 보는 견해이다. 인간이 많이 걷지 않게 된 기간은 산업혁명 이후부터 지금까지 고작해야 2세기 정도이다. 수백만 년 동안 진화해 온 인간의 신체가 2세기 만에 달라지기는 어려우므로, 우리는 몸을 위해 의식적으로 많이 걸어야 한다.

비가 와서 밖에 나가기 어렵다면 집에서 가벼운 운동이라도 하도록 하자. 계단 오르기도 좋고, 청소나 정리도 좋은 운동이다. 특히 청소는 팔을 많이 쓰기 때문에 걷기만으로는 부족한 상반신 근육을 유지하는 데 도움을 준다. 또한 실내가 깨끗해져서 보기 좋아지면 성취감도 얻을 수 있으므로 여러모로 좋은 노동이다. 인간은 사소한 일일지라도 성취감을 맛보면 기분이 밝아진다. 집에 있는 날에도 가급적 가만히 앉아 있는 시간을 줄이고 왔다 갔다 하면서 몸을 움직이자. 이것이 노쇠를 막는 요령이다.

- 콩은 브레인 푸드로 신경전달물질의 원료이다.

- 낫토나 두부, 두유, 된장, 콩가루 등을 먹으면 뇌 활성화에 필요한 '레시틴'을 많이 섭취할 수 있다.

- 콜레스테롤이 몸에 나쁘다는 말은 잘못된 정보이다.

- 코로나 시대에는 더욱더 자주 씹어야 한다.

- 귀가 잘 안 들린다면 주저하지 말고 보청기 대여 서비스를 이용하자.

- 호르몬제도 보톡스 주사도 반칙이 아니다.

- 노후에는 '오늘 할 일과 오늘 갈 곳'이 필요하다.

2장

건강한
뇌를 위한
정답

The Answer
of
70 age

기억력이 떨어지는 것은
나이 탓이 아니다

〈프롤로그〉에서 80대가 되면 인지장애 발병률이 60대의 12배나 된다고 말했다. 따라서 뇌 건강 수명을 늘리려면 60~70대에 뇌를 어떻게 관리하느냐가 매우 중요하다.

고령자가 근육을 사용하지 않으면 순식간에 근력이 떨어지는 '비사용 증후군'이 발생한다. 이는 뇌도 마찬가지여서 머리를 쓰지 않고 살면 뇌는 점점 퇴화한다. 나이가 들면 으레 기억력이 떨어지겠거니 하고 받아들이는 사람이 많지만, 과학적으로 밝혀진 바에 따르면 기억력은 뇌

기능상 75세 정도까지는 떨어지지 않는다고 한다. 급격히 떨어지는 쪽은 기억력이 아니라 '기억하려는 의지'이다.

미국 터프츠대학의 아야나 토마스 박사 그룹은 다음과 같은 실험을 했다. 18~22세의 청년층과 60~74세의 노년층을 64명씩 모아서 단어를 외우게 한 다음, 종이에 적힌 단어가 외웠던 단어에 포함됐는지를 물었다. 이때 이를 단순한 심리학 실험이라고 말하면 청년층과 노년층의 정답률은 거의 비슷했다. 하지만 시험을 보기 전에 보통은 고령자의 정답률이 떨어진다고 말해주면 노년층의 정답률만 큰 폭으로 낮아졌다. 다시 말해 평범한 상황에서는 청년층과 노년층의 기억력에 큰 차이가 없으나, 나이 든 사람의 기억력이 더 나쁘다는 선입관을 심어주면 노년층의 의욕이 떨어지면서 기억력까지 저하된다는 뜻이다.

젊었을 때를 떠올려보자. 영어 단어를 외우려고 등굣길에 단어장을 들고 다니면서 머릿속에 집어넣던 때를 말이다. 애초에 사람은 이만큼 노력하지 않으면 무언가를 외울 수 없다. 여러분은 노년에, 아니 중년 이후에라도 이렇게 노력해서 무언가를 외워본 적이 있는가. 아마 드물 것이다. 기억하기 위해 노력하지 않는다면 기억력이 자꾸만 떨어지거나 외워도 금방 까먹게 되는 것은 지극히 당연한 일이다.

또한 기억하려는 노력을 게을리하면 앞에서 말했듯이 인간의 몸과 뇌에는 '비사용 증후군'이 일어난다. 사용하지 않는 근육이 점차 소멸하듯이 사용하지 않는 기억력도 당연히 쇠퇴한다.

일본 영화배우 이토 시로(伊東四朗)는 70세를 넘겼을 때《햐쿠닌잇슈(百人一首)》(일본 각 시대의 대표 시인 100명의 시를 한 수씩 골라서 엮은 시가 모음집—옮긴이)의 암기에 도전했다고 한다. 70세를 넘기면서부터 대사를 외우기 어려워지자 기억력을 기르기 위해《햐쿠닌잇슈》암기를 시작했던 것이다. 뇌과학적으로 보자면 이토 시로의 선택은 '비사용 증후군'을 최소화하는 현명한 방법이다. 나도《햐쿠닛잇슈》를 외워본 경험이 있는데, 정말 어려웠다. 고어인데다 뜻을 이해하기도 어려워서 암기는 둘째치고 정보를 입력하기에도 버거웠다. 그래서 더욱 도전할 만한 가치가

있다. 기억력을 향상시키고 뇌를 단련하기에 딱 알맞은
소재이다.

뇌는 언제든지
발달할 수 있다

"뇌세포는 나이와 관계없이 언제든지 늘어날 수 있다."

이는 21세기에 들어와서야 밝혀진 새로운 상식이다. 20세기까지만 해도 전문가들 사이에는 '뇌의 신경세포는 성인이 되고 나면 줄곧 줄어들 뿐 늘어나지 않는다'라는 믿음이 있었다. 다들 어른이 되면 자연스럽게 기억력이 떨어진다고 믿어왔던 것이다. 하지만 새로운 천년을 맞이한 2000년경에 이 믿음은 깨졌다. 영국 런던대학의 인지신경과학자 엘리너 매과이어(Eleanor Maguire) 박사가 "뇌세포는 어른이 된 후로도 늘어날 수 있다"라는 사실을 발표했기 때문이다. 이는 지금까지 굳건하게 이어져 왔던 뇌과학의 상식을 뒤엎는 대발견이었다.

매과이어 박사는 매일 런던 시내를 달려야 하는 택시 운전사들의 기억력에 관심을 가졌다. 그들이 어떻게 복잡한 런던 시내의 길을 외우고 샛길이나 골목길까지 기억하는지 궁금했던 것이다. 그래서 박사는 택시 운전사와 일반인의 뇌를 비교 연구하기 시작했다. 그 결과 택시 운전사의 '해마'가 일반인에 비해 크게 발달했다는 사실을 알아냈다.

해마는 대뇌변연계의 구성 요소로서 기억의 입력을 관장하는 부위이다. 베테랑 운전사일수록 해마가 크게 발달했는데, 특히 택시 운전 경력이 30년을 넘는 원로 운전사들은 해마의 부피가 일반인보다 3%나 컸다. 머릿속에 시내 지도가 상세하게 들어 있는 베테랑 운전사들은 승객이 목적지를 말하면 빠르게 경로를 떠올린 후 시간대에 따른 도로의 혼잡도와 공사의 유무 등을 감안해서 가장 편안하게 달릴 수 있는 길을 선택한다. 이와 같이 기억하고, 기억한 내용을 끄집어내는 작업을 매일 반복하는 동안 해마의 신경세포가 늘어나면서 크게 발달하게 된 것이다. 결국 성인이 된 후라도 뇌세포는 훈련에 따라 충분히 발달할 수 있음이 밝혀졌다.

그리고 이후 연구에서는 뇌의 신경세포뿐만 아니라 두 신경세포 사이를 연결하는 시냅스의 수까지도 훈련을 통해 늘어나게 할 수 있다는 사실이 밝혀졌다. 이러한 복합적인 효과 덕분에 나이 든 사람도 젊은이만큼, 아니 그보다 더 크게 기억 용량을 늘릴 수 있다.

상대방의 이름을 기억하는 방법

이처럼 기억력과 나이는 무관하다고 말해도 "하지만 분명히 기억력이 떨어지고 있는걸요"라고 대답하는 사람들이 있다. 그런 사람들에게는 시험 삼아 무언가를 있는 그대로 외워보기를 추천한다. 이토 시로처럼 《햐쿠닌잇슈》를 암기해도 좋고, 어릴 때처럼 나라의 수도를 외워봐도 좋다. 조금만 훈련해도 기억력이 되살아나고 있음을 느낄 수 있을 것이다.

내 지인 중에는 70세가 다 됐는데도 만 명 이상의 이름과 얼굴을 기억하는 사람이 있다. 정치가인 그에게는 유권자의 얼굴과 이름을 외우는 일이 당선으로 가는 첫걸음이 되었을 텐데, 특별한 암기 비결이 있는지를 물어보았더니 "특별한 비결은 없고 그냥 여러 가지 방법을 동원해서 외운다"라고 대답했다. 그 '여러 가지 방법' 중에서 참고가 될 만한 사항을 소개한다.

1) 명함을 교환할 때 상대방의 이름을 소리 내어 읽는다

비교적 많이 알려진 방법이다. 명함을 받았을 때 "○○ 씨로군요. 잘 부탁드립니다" 하고 상대방의 이름을 소리 내어 읽으면 눈과 입과 귀의 세 기관을 활용해 정보를 입력할 수 있다.

2) 머릿속으로 상대방의 얼굴 중 특징적인 부분에 이름을 써 본다

지인이 알려준 방법 중에서 특히 감동했던 것은 '머릿속으로 상대방의 얼굴 중 특징적인 부분에 이름을 써보는 방법'이었다.

누군가를 만났을 때 우선 상대방의 얼굴 중에서 가장 인상적인 부분을 찾는다. 이마가 넓다면 이마를, 입이 크다면 입을 선택하는 식이다. 그다음, 인상적인 부분을 머릿속에 떠올리면서 거기에 이름을 써본다. 이마가 넓다면 이마 위에, 코가 크다면 코 위에 그 사람의 이름을 쓰면 된다. 그런 뒤에 다음에 만나 얼굴의 특징적인 부분을 대하게 되면 곧바로 그때 썼던 글자의 잔상이 떠오른다고 한다.

그러고 보니 예전에 한 유흥업소 마담에게서 이런 말을 들은 적이 있다. "손님을 처음 만났을 때 연예인 누구누구를 닮았다고 말하는 것은 손님의 기분을 맞추기 위해서만이 아니다. 손님의 얼굴과 이름을 외우기 위해서이다"라는 말이었다.

처음 본 사람의 얼굴을 기억하기 위해 그 사람의 얼굴을 단순화해서 분류하는 작업은 매우 효과적이다. 그저 막연하게 인상을 기억하지 말고, 누구와 닮았는지 떠올린 다음 이를 언어화하자. 그러면 상대방의 얼굴과 이름이 기억에 남을 가능성이 크다.

알아두어야 할
기억의 메커니즘

여기서 잠시 노년층뿐 아니라 누구나 알아두면 좋을 기억의 메커니즘에 대해 알아보겠다.

심리학에서는 기억을 '입력, 저장, 출력'의 3단계로 나눈다. 우리는 흔히 '기억' 하면 입력 단계만 떠올리는데, 진정한 뇌 훈련을 위해서는 입력뿐 아니라 '저장 및 출력' 단계까지 염두에 두어야 한다.

정보를 뇌에 '저장'하려면 쉽게 말해서 '복습'이 필요하다. 기억을 장기간 유지하는 데 가장 중요한 과정이 복습이다. 눈과 귀를 통해 뇌로 입력된 정보는 우선 해마에 일시적으로 보존된다. 이후 보존되었던 정보 중 필요성이 높다고 판단된 사항만 측두엽으로 옮겨진다. 측두엽은 컴퓨터로 말하자면 하드디스크와 비슷하다. 이곳으로 옮겨진 정보만이 비로소 장기 기억으로 넘어간다. 한편 해마에 일시적으로 보존된 정보 중 이후 불필요하다고 여겨진 정보는 측두엽으로 이동하지 않고 지워진다.

그렇다면 뇌는 무엇을 기준으로 이 정보가 필요한지 아닌지를 판단할까? 바로 정보가 입력되는 횟수이다. 다시 말해, 복습을 통해 정보가 자주 입력되면 뇌는 그것이 중요하다고 판단한 뒤 이를 측두엽으로 이동시켜서 장기 기억으로 저장하는 것이다.

기억의 완성은 출력, 즉 떠올려서 상기하는 과정이다. 나이가 들면 다른 사람과 대화할 때 고유명사가 기억날 듯 말 듯 혀끝에서만 맴돌 때가 많다. "그거 있잖아, 그거"라고만 말할 뿐 정확한 언어로는 표현하지 못하는 그런 현상을 전문용어로 '설단현상(舌端現象)'이라고 부른다. 설단현상을 방지하려면 가끔씩 기억을 밖으로 끄집어내는 연습이 필요한데, 이때 가장 좋은 방법이 '대화'이다.

이야기를 나누면서 다른 사람에게 무엇을 설명하는 과정 또한 아주 좋은 기억 방법이다. 설명하면서 다시 한번 정보를 복습하는 동시에 이해도 깊어지고 기억을 상기하는 데도 도움이 된다. 실제로 중고등학교에서는 학생들에게 '모의수업'을 시키기도 한다. 학생 중 한 명이 교사 역할을 맡아 다른 학생들 앞에서 수업을 진행하는 것이다.

모의수업은 듣는 사람뿐 아니라 가르치는 학생에게도 매우 효과적인 학습법이다. 가르치는 사람은 가만히 앉아 수업을 듣기만 할 때보다 이해력과 기억력이 크게 올라간다. 다른 사람을 가르치기 위해서는 깊이 이해하고 세세한 부분까지 기억해야 하기 때문이다. 그래서 누군가를 가르칠 때는 목적의식이 한 단계 더 올라가서 핵심 내용을 머릿속에서 정리하는 단계를 거칠 수밖에 없다. 또한 집중력도 높아진다. 그리고 수업 중 질문에 대답하는 과정에서 반복 학습도 자연스럽게 이루어져서 기억에 더 강하게 남는다.

그렇다고 해서 모두가 교단에 설 필요는 없다. 노후에

는 새로 기억하거나 알게 된 내용, 최근에 읽은 것 등을 다른 사람에게 이야기하는 것만으로도 충분하다. 가족, 친구, 지인 누구라도 상관없다. 다른 사람에게 말로 설명하면 할수록 이해가 깊어지고 기억에도 강하게 남는다.

부정적인 자기암시는
기억력을 떨어뜨린다

나이가 들면 인지장애를 앓지 않더라도 기억력이 점점 떨어지게 되는 이유는 크게 세 가지다.

첫째, 스스로 기억력이 떨어진다고 믿으면서 기억하려는 의지를 잃기 때문이다. 앞에서 설명했듯이 젊었을 때는 누구나 나름대로 뭔가를 기억하기 위해 애쓴다. 하지만 중장년이 되면 대부분 기억하려는 습관과 멀어지는데, 그래놓고는 "아, 옛날에는 기억력이 좋았는데" 하면서 과거를 그리워하며 나이 탓을 한다. 이러한 부정적인 자기

암시는 백해무익하다. 노년층뿐 아니라 20대 젊은이라도 옛날보다 기억력이 떨어졌다고 믿게 되면 기억력은 점차 나빠질 수밖에 없다.

기억력이 떨어지는 두 번째 이유는 극심한 스트레스에 있다. '외상 후 스트레스 장애(PTSD)'라는 말을 들어본 적 있을 것이다. 강한 스트레스로 인해 해마에 이상 반응이 일어나는 장애로, 원래는 베트남전쟁이나 걸프전쟁 같은 데 참전했던 군인들에게서 자주 나타나는 증상이었다. 당시 전쟁의 공포와 죽음에 대한 극도의 불안이 망상과 환각을 일으켜서 귀향 후에도 일상생활을 유지할 수 없는 군인들이 많았다. 이들의 뇌를 MRI로 촬영해보니 해마가 크게 위축된 모습을 관찰할 수 있었다. 어렸을 때 학대를 당했던 사람도 이와 비슷한 증상을 보인다고 한다.

극심한 스트레스는 왜 뇌에 악영향을 미칠까? 스트레스를 받으면 신장 옆에 있는 내분비기관인 부신피질에서 '코르티손'이라는 물질이 분비된다. 코르티손은 뇌의 여러 부위에 악영향을 미치는데, 그중 가장 직접적인 공격을 받는 곳이 '해마'이다. 해마의 신경세포가 손상되면 사람은 새로운 정보를 받아들이지 못한다. 이는 힘들었던 옛 기억을 떠올리지 않고 모두 잊어버리고 싶다는 뇌의 자기방어적 현상이기도 하다. 이를 반대로 해석하면, 뇌를 활성화하고 기억력을 향상시키기 위해서는 우선 건강한 정신 상태를 유지할 수 있는 환경이 필요하다는 뜻이 된다.

본인은 정년퇴직을 했으니까 이제 스트레스와는 무관하다고 생각하는 사람이 있을지도 모르겠다. 하지만 안타깝게도 노후는 인생 최대의 스트레스와 맞닥뜨리는 시기다. 배우자의 죽음, 각종 질환, 실업 등을 겪게 되기 때문이다. 특히 사랑하는 아내를 잃은 고령의 남성이 한순간에 기억이 흐릿해지는 경우를 나는 여러 번 보았다. 인생 최대의 스트레스로 해마가 큰 손상을 입었을 확률이 높다고 생각한다.

노후에 기억력이 떨어지는 마지막 이유는 생물학적 변화 때문이다. 중년 이후에는 남성호르몬이 감소하는데, 이것이 기억력 저하와 관계있다는 사실은 의외로 모르는 사람이 많다. 남성호르몬이 감소하면 기억에 관여하는 신경전달물질인 아세틸콜린이 줄어들어 기억력 저하로 이어진다. 또한 세로토닌의 감소로 우울증에라도 걸리면 주변에 대한 관심이 떨어지기 때문에 기억력이 급격하게 감퇴한다. 특히 노년성 우울증은 기억력 저하가 눈에 띄게 나타나서 인지장애로 잘못 진단받는 경우도 드물지 않다.

전두엽을 활성화하는 질문
'왜?'

이제부터는 기억력이 아닌 '사고력과 판단력'에 대해 알
아보자.

사고력과 판단력을 관장하는 곳은 대뇌 앞쪽에 위치
한 전두엽이다. 우리는 늘 생각하고 선택하므로 전두엽만
큼은 항상 사용하고 있다고 여기지만 의외로 잘 쓰지 않
는 곳이 바로 전두엽이다. 특히 무사태평한 삶을 사는 사
람일수록 전두엽이 한가롭다. 일상에서 이렇다 할 문제가
없다면 삶이 매일 똑같다 보니 전두엽이 움직일 기회가

없었던 탓이다.

전두엽도 쓰지 않으면 역시 '비사용 증후군'에 빠질 위험이 있다. 우리 몸은 사용하지 않으면 퇴화하는데, 나이를 먹을수록 그 정도가 심해진다. 따라서 전두엽도 노후에 쓰지 않으면 급속도로 기능이 떨어져서 구멍이 숭숭 뚫려버린다. 반대로 인간은 어떤 문제와 맞닥뜨리는 순간 그런 상황을 벗어나기 위해 곧바로 전두엽을 쓰기 시작한다.

물론 그렇다고 해서 일부러 문제를 만들 필요는 없다. 전두엽을 녹슬지 않게 하기 위해서는 매일 '왜?'라고 생각하는 습관을 들이는 것만으로 충분하기 때문이다. 이것만으로도 전두엽은 충분히 활성화될 수 있다. 예를 들어 신문을 읽거나 TV를 볼 때 왜 이런 사건이 일어났을지 생각해보자. 이 세상에는 '도대체 왜'라는 질문을 품을 만한 일들이 끊임없이 일어나고 있다. 러시아의 우크라이나 침공에 대해서도 러시아가 왜 우크라이나를 공격했는지, 어떻게 우크라이나는 러시아와의 전쟁에서 선전할 수 있었는지 등을 생각해보는 것이다. 이렇게 의문을 품고 관찰력과 추리력을 발휘하면 전두엽을 활성화시킬 수 있다.

또한 전두엽은 예상외의 일을 좋아해서, 결과를 알 수 없거나 실패할지도 모를 만한 도전에 큰 자극을 받는다. 그래서 주식 매매나 도박 같은 일을 할 때면 전두엽이 총동원된다. 주식이나 도박에서는 상상하지 못한 일이 끊임없이 일어나기 때문이다. 물론 크게 실패하면 또 다른 스트레스를 불러일으키므로 주의해야겠지만, 허용 가능한 범위에서 일어나는 소소한 실패라면 한번 도전해보길 추천한다.

안전한 울타리 안에서만 보내는 인생은 전두엽을 녹슬게 만든다. '설마 큰일이라도 나겠어?'라는 마음으로 나이가 들어서도 사업을 시작하거나 불확실한 일에 뛰어들 수 있어야 뇌를 건강하게 유지할 수 있다.

무슨 일이든 다
'어떻게든 되는 법'

　지인 중에 노래방에 가면 꼭 우에키 히토시(植木等)의 〈잔말 말고 나를 따라와〉라는 노래를 부르는 사람이 있다. "때가 되면 어떻게든 되겠지"라는 후렴구가 인상적인, 다소 건방지면서도 밝은 기운이 넘치는 노래이다. 지인은 "때가 되면 어떻게든 되겠지"라는 말을 인생의 좌우명으로 삼아, 이 말을 가슴에 새긴 채 맨손으로 사업을 시작해서 수많은 경제위기와 불황을 극복하고 회사를 크게 키워왔다고 한다.

"어떻게든 되겠지"는 이제 곧 노후를 맞이하는 사람에게도 딱 필요한 말이다. 노후에는 부정적인 사고에 사로잡히기 쉽다. 어차피 잘 안 될 거라는 부정적인 사고에 빠지면 행동력이 점점 더 약해지고 전두엽의 움직임도 자꾸 둔해져서 우울증에 걸릴 확률이 높다.

반대로 나이를 먹을수록 긍정적으로 생각하고자 노력하면 자연스럽게 머리도 휙휙 돌아간다. 그 이유 중 하나는 긍정적 사고가 도파민 분비량을 늘려주기 때문이다. 도파민의 양이 많아지면 사람은 즐겁고 행복한 기분을 느끼게 되고 뇌, 특히 전두엽의 움직임이 활발해져서 사고력과 의욕이 올라간다.

어차피 잘 안 될 거라든지, 나한테는 어려운 일이라고 부정적으로 생각하면 도파민은 분비되지 않는다. 도파민 분비를 늘리고 머리를 잘 돌아가게 하려면 일단 "어떻게든 되겠지"라는 긍정적인 사고를 습관화해야 한다. 부정적인 생각이 들 때면 우선 "어떻게든 되겠지"라고 소리 내어 말해보자. 여러 차례 말했지만 인간의 뇌는 의외로 단순해서, 이처럼 영혼 없는 말 한마디에도 도파민과 세로토닌이 분비된다. 그러고 보니 경영의 신이라 불리는 기업인 마쓰시타 고노스케(松下幸之助)는 신입사원 채용 면접에서 자신을 운이 좋은 사람이라 생각하는지 아닌지를 물어서 운이 좋다고 대답한 사람만 뽑았다는 이야기가 있다. 그는 인생에서 가장 중요한 것이 '낙천주의'라는 사실을 일찌감치 깨달았던 모양이다.

　노후에는 특히 낙천주의가 더 필요하다. 인생의 수많은 시련이 집중되어 있기 때문이다. 더 이상 돈을 벌지 못하고 몸도 말을 듣지 않는 데다 사랑하는 배우자까지 먼저 세상을 떠나버리는 시련을 견뎌내려면 긍정적인 사고방식보다 좋은 것이 없다.

좋은 일도 나쁜 일도 있는 것이 인생

사물의 한쪽 면만 보고 판단하는 사고방식을 '단편적 사고'라고 하는데, 사람은 기본적으로 단편적 사고에 빠지기 쉽다. 특히 나이가 들면 정도가 더 심해져서 항상 주의가 필요하다. 이와 반대로 사물의 한쪽 면이 아니라 다양한 면을 보고 판단하는 사고방식을 '입체적 사고'라고 한다. 뒤에서 소개할 우울증에 걸리기 쉬운 사고방식 중 하나인 '이분법적 사고'에 역행하는 개념이기도 하다. 그만큼 입체적 사고를 가지면 노후의 가장 무서운 병인 우울증을 예방할 수 있다.

그렇다면 입체적 사고에 익숙해지기 위해서는 어떻게 해야 할까?

먼저 한 가지 사안에 대해 긍정적으로도 부정적으로도 바라보는 습관을 들여야 한다. 카피라이터 일을 하는 내 지인은 물건을 파는 방법을 생각할 때 입체적 사고를 실천한다고 한다. 그 상품의 장점뿐 아니라 단점도 찾아서 일부러 흠을 잡아보는 것이다. '이 기능이 정말로 필요할까, 비슷한 제품이 또 있지는 않을까'처럼, 상품을 구매할 만한 이유가 아닌, 외면할 만한 이유를 생각해본다. 그러면 그 상품을 객관적으로 바라볼 수 있는 입체적 사고를 하게 되어 홍보에 필요한 다양한 접근법이 저절로 떠오른다는 것이다.

또한 앞에서 설명했던 '긍정적인 사고'도 입체적 사고의 한 종류이다. 모두가 비관할 만한 상황에서도 나쁜 면이 있으면 좋은 면도 있다고 생각하는 입체적 사고를 실천하면 부정적인 상황도 긍정적으로 받아들일 수 있다.

원래 뇌는 안정적인 환경을 좋아해서 한 가지 사고방식

이나 관점에 익숙해지면 모든 것을 그러한 방식에 입각해서 보려는 경향이 있다. 그래야 익숙하고 편하기 때문이다. 이렇게 되면 전두엽은 금방 힘을 잃는다. 그래서 나는 다음과 같은 '전두엽을 위한 대책'을 실천하고 있다.

특정 사고방식이나 의견에 찬성하더라도 20% 정도는 일부러 의심해보는 것이다. 또한 어떤 저자의 의견에 공감했을 때는 일부러 이에 반대하는 의견이 담긴 책을 읽어본다. 이렇게 하면 한쪽으로 치우친 생각에 빠질 위험을 피할 수 있고 전두엽을 활성화시킬 수 있다.

60세가 넘으면
60점 주의로!

"60점 주의에 따라 즉시 결정하도록, 기회를 잃는 것은 되돌릴 수 없는 실패이다."

1974년부터 1980년까지 경제단체연합회 회장으로 있으면서 일본 경제를 움직였던 경영인 도코 도시오(土光敏夫)의 말이다. 고도 성장기를 보낸 경영자답게 매우 긍정적인 사고방식이 담겨 있다.

노후에는 도코 도시오의 말처럼 60점 주의에 따라 판단하는 사고방식이 필요하다. 60세가 넘으면 "100점 따위 필요 없다, 60점이면 충분하다" 하는 기세 없이는 노후의 험난한 고개를 넘기가 어렵다. 그리고 70세부터는 여기서 10점을 더 뺀 50점 주의가 적당하다.

무슨 일이든 경험이 쌓일수록 좀 더 상황을 지켜본 뒤 한 번 더 검토해서 결정하려는 경향이 강해지는데, 이렇게 판단과 결정을 미루는 행위는 결국 사고를 정지시킨다. 아마 회사 생활을 해본 사람이라면 잘 알지 않을까. 상사가 "좀 더 상황을 지켜보자"라고 말해놓고는 아무것도 생각하지 않는 경우를 말이다. 사실 생각하지 않는 것은 상사가 아니라 전두엽이다. 전두엽은 "좀 더 지켜보자"라고 말하는 순간 활동을 멈춘다.

어떤 일을 결정해야 할 때 대부분은 그 자리에서 좀 더 생각해보면 답이 나온다. 여행지를 정한다면 책자를 참고한다 해도 20~30분이면 충분하다. 자꾸 결정을 미루거나 머뭇거리면서 고민해봤자 상황이 크게 달라지지 않을 뿐더러 전두엽에도 부정적인 영향을 미친다.

슬슬 인생의 마감일이 다가오고 있는 지금, 우리는 수많은 경험을 통해 어떤 일을 빨리 결정한다 해도 큰 문제가 없다는 사실을 잘 알고 있다. "보기 전에 뛰어라(Leap before you look)"라는 영어 속담처럼 대담해질 필요까지는 없지만, "고민하지 말고 뛰어라" 정도는 가슴에 새겨두어야 노후의 고개를 넘을 수 있다.

일본 사람들이 많이 지닌 사고방식 가운데 노후에 특히 부정적인 영향을 미치는 것이 '완벽주의' 성향이다. '100점이 아니면 안 된다, 90점도 부족하다'라는 사고방식으로 살면 쓸데없이 에너지를 낭비할 뿐 아니라 우울증에 걸리기도 쉽다. 부모님 간병에 지친 분들에게도 꼭 말해주고 싶다. 100점짜리 간병이란 애초에 없다.

기나긴 노후를 보내려면 60점, 아니 50점이면 충분하다는 '비완벽주의'가 필요하다. 오랫동안 정신과 의사로 살아본 경험에 따르면 적당히 사는 것이 가장 완벽한 인생이다.

- 뇌과학적으로 볼 때 75세까지는 기억력이 떨어지지 않는다.

- 본 것, 읽은 것을 다른 사람에게 말하면 뇌가 건강해진다.

- "어떻게든 되겠지"라고 소리 내어 말하면 긍정적인 사고방식을 가질 수 있다.

- 다른 사람의 의견에 찬성할 때라도 20% 정도는 의심해본다.

- 좀 더 상황을 지켜보겠다고 생각하는 순간 전두엽은 활동을 멈춘다.

- 노후는 비완벽주의로 살아가야 한다.

3장

스트레스와 우울함을 이기기 위한 정답

The Answer
of
70 age

불안감을 잠재우려면

　나이를 먹으면 작은 일에도 쉽게 불안해하는 사람이 많다. 그러나 자주 불안감을 느끼거나 화를 내면 수명까지 줄어든다.

　사람이 불안감에 빠지거나 분노를 느끼면 교감신경이 활성화되어 심박수와 혈압이 올라간다. 그러면 심근경색이나 뇌경색의 위험이 증가한다. 과거 다나카 가쿠에이(田中角榮) 총리와 오히라 마사요시(大平正芳) 총리가 쓰러진 이유 중 하나도 정치적 논쟁과 선거가 한창일 때 불안감이 절정에 달했기 때문이었다.

불안과 분노를 가라앉히는 가장 간단한 방법은 '심호흡'이다. 뇌에 산소를 충분히 전달하면 '편도'의 흥분이 가라앉아 교감신경이 안정화된다. 심호흡을 하는 방법은 간단하다. 스스로 불안하다고 느꼈을 때 크게 기지개를 켜면서 눈을 감는다. 그다음 천천히 깊게 숨을 들이마신 뒤 다시 천천히 내뱉는다. 호흡에만 의식을 집중해서 가능한 한 아무 생각도 하지 않는 것이 포인트이다. 이렇게 여러 번 심호흡을 반복하면 마음이 차분해진다.

심호흡으로 들이마시는 산소의 양은 평소 호흡할 때보다 약 7배나 많다고 한다. 신선한 공기가 대량으로 들어오면 혈액순환도 좋아지고 뇌에 충분한 산소가 공급된다. 또 의식적으로 천천히 호흡을 하면 심박수가 줄어들어 몸과 마음이 편안해지는 효과도 얻을 수 있다.

불안함을 잠재우는 쉬운 방법이 하나 더 있다. 교감신경의 흥분은 소화기관의 원활한 활동을 방해하는데, 반대로 소화기관을 자극하면 교감신경을 안정화시킬 수 있다. 쉽게는 물을 한잔 마시는 것도 좋지만, 가장 효과적인 방법은 좋아하는 음식을 먹으면 된다. 다들 경험적으로 알고 있겠지만 사람은 좋아하는 음식을 먹으면서 동시에 화를 낼 수는 없다.

정신과 의사이자 저술가인 사이토 시게타(齋藤茂太)는 생전에 "나는 'STRESS'로 스트레스를 푼다"라고 말했다. STRESS란 '운동(Sports), 여행(Travel), 놀이(Recreation), 식사(Eating), 수면(Sleep), 웃음(Smile)'의 앞 글자를 딴 말이다. 여기에도 식사가 들어갈 정도로 맛있는 음식을 먹는 행위는 인간의 정신적 안정에 매우 중요하다.

노후에 건강을 챙긴다면서 먹고 싶은 음식을 참으면 오히려 뇌와 정신건강에 부정적인 영향을 미친다. 혈압이 높아서 나트륨이 많은 음식을 피한다거나 콜레스테롤 수치가 걱정되어 맛있는 음식을 거부하는 행위는 오히려 뇌와 정신건강을 해친다.

무엇이든 정도의 문제로, 적절한 균형이 중요하다. 물론 어디까지나 자신의 몸 상태를 잘 살펴서 주치의와 상의해야겠지만, 나는 도저히 못 참을 만큼 먹고 싶은 음식이 있다면 먹어야 한다고 생각한다. 기분이 좋아지는 음

식을 먹는 것도 70세를 올바르게 살아가는 방법 중 하나
이다.

기억의 입구,
해마를 사수하라

스트레스를 받아서 불안함과 분노를 느끼면 뇌도 손상을 입는다. 특히 가장 큰 영향을 받는 곳은 기억을 관장하는 해마이다. 해마는 기억의 입구로 불리는 부위로, 이곳이 손상을 입으면 새로운 정보를 받아들이지 못한다. 그래서 노후에 스트레스를 많이 받으면 기억력 저하가 더 심각해진다.

해마가 손상을 입는 과정에는 '코르티손'이라는 호르몬이 큰 역할을 한다. 스트레스를 받으면 부신피질에서 다

량의 코르티손이 분비되는데, 코르티손은 혈중 포도당의 농도를 높여서 우리 몸에 에너지를 전달한다. 사람이 힘을 내서 스트레스와 맞설 수 있도록 도와주는 것이다. 하지만 코르티손에는 부작용이 있다. 바로 해마를 위축시킨다.

독일에서 진행한 실험에 따르면, 학생들에게 코르티손을 먹인 후 단어 암기를 시키면 성적이 큰 폭으로 떨어진다고 한다. 또 과도한 스트레스를 받으면 가슴이 답답해지는데, 그러면 뇌의 움직임이 둔해지면서 기억력뿐 아니라 다른 뇌 기능들도 저하된다. 따라서 60~70대에 뇌 건강을 지키고 기억력을 유지하기 위해서는 반드시 스트레스를 줄여야 한다.

자연의 힘으로
스트레스 해소하기

스트레스를 해소하는 가장 효과적인 방법은 크게 두 가지다. 바로 '자연 해소법'과 '예술 해소법'이다.

자연으로 스트레스를 해소할 때 가장 큰 힘을 발휘하는 존재는 자연계의 중심 '태양'이다. 햇빛에는 인간의 몸과 마음을 활성화시키는 힘이 있다. 반대로 인간은 햇빛을 쐬지 않으면 스트레스를 받는다. 그 증거로 북유럽에서는 겨울에 낮 시간이 짧아지면 우울증에 걸리는 사람이 속출한다고 한다. 이는 '생체 시계'가 바뀌기 때문인데,

이후 봄이 찾아와서 일조 시간이 늘어나면 건강을 되찾는 사람이 다시 많아진다. 생체 시계가 정상적으로 작동해서 몸과 마음의 불편함이 해소되는 까닭이다. 우울증 치료에 강한 빛을 쐬는 방법이 있을 만큼 빛은 우리의 정신건강에 큰 영향을 미친다.

그 외에도 햇빛을 쐬면 좋은 점이 많다. 혈액순환이 좋아지고 신진대사가 활발해지며 면역력이 올라가서 감기나 감염병을 막아준다. 또 몸에서 비타민 D가 활발하게 합성된다. 비타민 D는 칼슘의 운반책이기도 한데, 칼슘에는 마음을 안정시키는 효과가 있다. 물론 칼슘은 뼈를 튼튼하게 하고 골다공증의 위험을 낮춰주는 역할도 한다.

스트레스를 푸는 자연 해소법으로 한 가지 더 추천하고 싶은 것은 '삼림욕'이다. 숲과 나무에는 사람의 마음을 안정시키는 힘이 있다. 삼림욕의 효과가 발견된 곳은 19세기 독일로, 숲으로 둘러싸인 요양원에서 지낸 뒤 가벼운 정신질환이 호전되는 사람이 늘어나면서부터 주목받기 시작했다. 이후 식물에서 나오는 '피톤치드'라는 성분이 부교감신경을 자극하여 인간의 마음을 편안하게 해준다는 사실이 밝혀졌다. 식물에서 추출한 오일을 활용하는 '아로마 테라피'처럼 숲속 향기에는 사람의 마음을 안정시키는 힘이 있다. 또한 숲에서는 새소리와 바람소리를 들을 수 있어서 사람의 마음이 편안해진다. 적당한 산책은 운동도 되므로 기분을 더욱 밝게 해준다. 이처럼 삼림욕은 여러 가지 면에서 일상에서 받는 스트레스를 푸는 데 효과적이다.

하지만 숲에 나갈 시간도 체력도 없다면 실내에 작은 정원을 만들거나 반려식물을 키워도 좋다. 마음이 우울할 때 흙을 만지면 기분이 누그러지면서 평온해지고, 화분에 허브를 심어 베란다에 둔 채 가끔씩 가꿔주면 지친 마음을 위로받을 수도 있다. 흙을 만지면서 식물의 향을 맡으면 셀프 아로마 테라피 효과도 있다.

더불어 정원을 가꾸면 전두엽도 단련할 수 있어서 감정의 노화를 방지하는 데 도움이 된다. 아무리 규모가 작은 정원이라도 식물을 가꾸는 일 또한 '농업'의 일환이기 때문에 하다 보면 여러모로 머리를 써야 한다. 농업은 자연을 상대로 하는 일인 만큼 때때로 생각지도 못한 일이 일어나는 데다 적은 면적에서 큰 수확을 얻으려면 관리 능력과 창조성이 필요하다. 단순히 반복되는 작업이 아니라 어느 정도 불확실성이 있어서 매너리즘에 빠지지 않을 만한 일이 이어질 것이기에 전두엽을 자극하기에 알맞다.

예술의 힘으로
스트레스 해소하기

　효과적으로 스트레스를 푸는 두 번째 방법은 '예술 해소법'이다. 예술 활동으로 감정을 표현하면 스트레스를 발산할 수 있다. 예술 활동은 우울증 치료법으로도 유용해서, 스트레스성 우울증 환자가 점토 세공을 취미로 했더니 병이 나았다는 보고도 많다. 이러한 치료법을 '예술 요법'이라고 부르는데, 매우 좋은 반응을 얻고 있다.

　그러니 노후에는 예술적 취미 활동을 해보길 권한다. 뭐든 좋으니 하나쯤 선택해서 도전해보자. 학창 시절 취미로 그림을 그렸거나 악기를 연주했다면 이를 다시 시작해도 좋다.

예술은 직접 참여하지 않고 감상하는 것만으로도 스트레스를 해소해준다. 절에 찾아가 불상을 바라보면 마음이 편안해지는 이유가 여기에 있다. 물론 음악 감상도 효과적이다. 좋아하는 장르의 음악을 들으면 안정을 취할 때 나오는 뇌파인 '알파파'가 늘어난다고 한다. 특히 세대를 불문하고 클래식 음악은 마음의 안정에 좋은데, 그중에서도 특히 효과가 높은 것은 '바로크 음악'(16~18세기 유럽에서 유행한 음악. 대표적인 음악가로는 몬테베르디, 비발디, 헨델, 바흐 등이 있다—옮긴이)이다. 예전에 한 병원에서 매일 다양한 장르의 음악을 틀어놓고 환자들이 불만을 제기하는 횟수를 조사한 적이 있는데, 바로크 음악을 틀었을 때 불만율이 가장 낮았다고 한다. 또한 쥐를 이용한 실험에서도 클래식 음악을 들려주면 수명이 늘어난다는 사실이 밝혀졌다. 심장이식을 받은 쥐들은 평균적으로 7일 정도밖에 살지 못하는데, 베르디의 오페라 〈라 트라비아타〉를 들려주었더니 평균수명이 40일까지 연장되었다고 한다.

참고로 그다음으로 효과가 높았던 곡은 모차르트의 음악이었다.

'칭찬'은 돌고 돌아
'칭찬'을 낳는다

다들 알고 있겠지만 스트레스의 주된 요인은 대부분
'사람'이다. 사람은 주로 사람에게서 스트레스를 받는다.
하지만 반대로 사람은 스트레스를 해소해주는 열쇠이기
도 하다.

우선 다른 사람과 즐겁게 대화하면 스트레스가 풀린
다. 대화를 하면 뇌에서 도파민이라는 신경전달물질이 분
비되기 때문이다. 도파민은 우리의 감정을 밝게 해준다.

도파민을 많이 분비시키려면 먼저 다른 사람을 칭찬하

자. 물론 칭찬받는 쪽이 도파민 분비에 더 유리하겠지만, 다짜고짜 누군가에게 칭찬받기란 어려우므로 먼저 상대방을 칭찬하는 것이다. 다른 사람을 칭찬해서 그의 인정 욕구를 채워준다면 설령 빈말일지라도 상대방은 기분이 좋아진다. 그러면 사회심리학에서 말하는 '호의의 보답성'이 작동한다. 사람은 자신을 좋아해주는 사람을 좋아해서, 누군가 나를 칭찬해주면 그에 대한 보답으로 칭찬을 다시 돌려줄 확률이 높다. 결국 다른 사람을 칭찬하면 나도 칭찬받을 일이 많아져서 도파민 분비량이 늘어나게 되는 셈이다. 그러므로 도파민 분비를 늘리고 싶다면 먼저 다른 사람을 칭찬해보자.

또한 다른 사람을 칭찬하면 좋은 점이 한 가지 더 있다. 칭찬은 아주 효과적인 뇌 훈련법이다. 다른 사람을 칭찬하기 위해서는 두뇌를 총동원해야 한다. 우선 상대방의 장점을 찾기 위해 관찰력을 발휘해야 하고, 그 사람의 말을 성실하게 들어야 한다. 관찰과 경청이 끝나면 어떤 부분을 어떻게 칭찬해야 효과적일지 머리를 굴려야 하고, 가장 적당한 언어를 골라서 표현해야 한다. 이러한 일련의 과정들이 모두 수준 높은 사고 작업이어서 뇌를 단련하는 데 효과적인 훈련이 되는 것이다.

예를 들어 상대방의 복장을 칭찬한다고 하자. 단순히 옷이 예쁘다고만 말하면 옷은 예쁘지만 옷을 입은 사람은 그렇지 않다는 뜻으로 들릴 수 있다. 그렇다고 "오늘 정말 예쁘세요"라고 말하면 평소에는 예쁘지 않다는 말로 들릴지도 모른다. 그러면 "오늘은 평소보다 더 예쁘세요"라고 말하면 어떨까. 이처럼 머리를 짜내어 칭찬하는 말을 찾다 보면 뇌가 활성화되지 않을 수가 없다.

피곤하다면
물과 단백질을 보충하자

지금부터는 육체적 피로에 대처하는 방법을 알아보겠다.

나이를 먹으면 젊을 때보다 쉽게 지치는 만큼, 되도록 피곤해지지 않으려면 어떻게 해야 하는지 알아두어야 한다. 우선 '피로'는 보통 두 가지가 부족할 때 일어난다.

첫째는 '수분 부족'이다. 인간의 몸은 60% 이상이 물로 이루어져 있어 수분이 부족하면 쉽게 피로해진다. 탈수 증상이 계속되면 혈액이 끈적끈적해져서 원활하게 흐르지 못한다. 이에 따라 몸속 구석구석까지 산소와 영양분이 전달되지 않아서 몸이 쉽게 지치는데, 우리 몸은 한번 피곤한 상태로 들어가면 단시간에 회복하기 어렵다.

다음으로 중요한 성분은 '단백질'이다. 운동선수는 경기 전에 탄수화물 위주의 식사를 한다. 탄수화물이 짧은 시간 안에 포도당으로 바뀌어 운동에너지를 높여주기 때문이다. 반면 시합 후에는 고기나 생선, 콩과 같은 음식을 섭취해서 단백질을 보충한다. 피로 해소에는 양질의 단백질이 꼭 필요하기 때문이다. 역으로 말하면, 단백질이 부족하면 피곤함을 계속 느껴서 몸이 회복되지 않는다. '고기' 섭취는 그만큼 중요하다.

2주간 집에 있으면
7년치 근육이 사라진다

신종 코로나 바이러스와의 싸움은 생각 이상으로 '지구전'이었다. 이 기간 동안 내가 가장 우려했던 부분은 고령자들이 입는 2차 피해였다. 바이러스로 인한 위중증 환자와 사망자도 고령층에 집중되었지만, 이와 마찬가지로 거리두기로 인한 피해도 고령층에 몰려 있었기 때문이다.

먼저 고령층의 신체적 피해가 컸다. 노년이 되면 조금만 집에 있는 시간이 길어져도 운동 부족으로 이어져서 하반신 근육이 감소하기 시작한다. 조금만 걷지 않아도 근육에서 '비사용 증후군'이 발생하는 것이다. 75세 이상이 2주간 움직이지 않으면 7년간 움직이면서 쌓아왔던 근육이 사라진다는 연구 결과도 있다. 근육이 소실된 탓에 넘어져서 골절상이라도 입게 되면 누군가의 돌봄이 필요한 상황으로 넘어가야 할 경우가 매우 많다.

또 고령자가 운동량이 부족하면 식욕이 떨어져서 영양 부족 상태에 빠질 위험이 크다. 영양이 부족하게 되면 몸과 마음의 컨디션이 떨어지고, 이런 상태에서 바이러스에 감염되면 중증으로 나아갈 우려가 크다.

나는 고령자가 단 하루라도 집 밖을 나서지 않은 날이 있었다면 '일시적 은둔형 외톨이'라고 생각한다. 하루하루가 쌓여서 결국에는 본격적인 은둔형 외톨이 상태로 진행될 것이기 때문이다. 이러면 체력 저하는 물론이고 인지장애나 각종 성인병에 걸리기 쉽다. 결국 단 하루만 집에 있어도 건강 수명이 단축된다고 봐야 한다.

그러므로 아무리 코로나 바이러스로 인한 재난 상황이 심각하다 해도 고령자라면 매일 빠지지 않고 산책을 나가야 한다. 3밀(밀집, 밀접, 밀폐) 환경만 피한다면 바이러스 감염도 크게 우려할 것이 못 된다.

코로나 후유증을
줄이는 법

신종 코로나 바이러스로 인한 거리두기는 고령자의 '마음'에도 큰 피해를 줬다.

집에 있는 시간이 길어지고 스트레스가 쌓이면 교감신경이 활성화된다. 혈압과 심박수가 올라가고 밤에는 잘 자지 못한다. 소화기관의 활동도 약해져서 입맛이 뚝뚝 떨어진다. 피로해지고 영양도 부족해져서 감정 상태가 더 나빠지는 악순환에 빠진다. 최근에는 교감신경이 항진되면 암에 걸릴 확률이 높아진다는 연구 결과도 보고되었다. 물론 이는 뇌졸중이나 심근경색을 일으키는 원인이기도 하다.

그렇다면 교감신경의 항진을 막으려면 어떻게 해야 할까? 앞에서 설명했던 '노후에 가까이해야 할 10가지 동사'가 이번에도 매우 유용하다. 여기서는 앞에서 자세하게 알아보지 못했던 두 가지 동사, '말하다'와 '웃다'에 대해 설명하겠다. 둘 다 매우 단순하지만 마음의 문제를 해결하는 데 있어서 절대 빼놓을 수 없는 동사이다.

고령층이 되면 의식적으로 다른 사람과 이야기할 기회를 늘려야 한다. 다른 사람과 대화하다 보면 뇌의 신경전달물질의 움직임이 활발해진다. 옛날처럼 전화기를 붙들고 오랜 시간 수다를 떨어도 좋다. 친구나 지인과 전화하면서 불안감과 고립감을 떨쳐버리자.

그리고 의식적으로 웃어야 한다. 웃으면 크게 숨을 들이마시기 때문에 부교감신경이 자극되면서 몸과 마음이 누그러진다. 또 얼굴 근육이 움직여져서 뇌로 가는 피의 흐름이 좋아지고 신경전달물질이 잘 생성된다. 나아가 암세포나 바이러스를 퇴치하는 내추럴 킬러 세포가 활성화되어 면역력도 올라간다.

인간 체중의 2%밖에 되지 않는 뇌는 인간이 소비하는 산소의 20%를 사용한다. 뇌의 에너지원으로 쓰이는 포도당을 연소시키기 위해서는 많은 양의 산소가 필요하기 때문이다. 그만큼 산소는 뇌에 매우 중요한 물질인데, 웃으면 자연스럽게 복식호흡을 하게 되어 신선한 공기를 가득 뇌로 보낼 수 있다.

'웃기' 위한 가장 간단한 방법은 개그 프로그램을 보는 것이다. 요즘에는 유튜브에서 활동하고 있는 개그맨들도 많다. 취향에 맞는 개그맨이나 예능인을 찾아 그들이 만든 동영상을 보고 크게 웃으면서 뇌를 자극하자.

걷고, 이야기하고, 웃으면 험난한 노년의 언덕과 힘겨운 코로나 시대를 극복할 수 있다.

우울증을 앓기 쉬운
사고방식

60~70대는 우울증을 앓기 쉬운 시기다. 부정적인 대형 사건들이 자꾸만 터지기 때문이다. 이 시기에는 각종 병을 앓기 쉽고, 배우자가 아프거나 먼저 세상을 떠나기도 한다. 정년퇴직을 하거나 한순간에 직장을 잃기도 하고, 오래 살았던 집에서 이사를 가야 하는 일도 생긴다. 이러한 환경 변화는 인간에게 부정적인 영향을 미친다. 인간은 익숙했던 사람이나 환경을 잃으면 우울한 감정에 사로잡힌다.

한편 외부적인 환경 변화가 없는데도 뇌가 스스로 우울증을 만들기도 한다. 나이가 들면 사람은 우울증을 불러오는 사고방식에 쉽게 빠지기 때문이다.

인지치료의 창시자이자 정신과 의사인 아론 벡(Aaron T. Beck)은 아서 프리먼(Arthur Freeman)을 비롯한 그의 연구진과 함께 '우울증에 걸리기 쉬운 사고방식' 12가지를 정리했다. 그중에서도 정신건강에 악영향을 미치는 대표적인 사고방식에 대해 소개하겠다.

• 이분법적 사고

성공 혹은 실패, 적 혹은 친구처럼 무슨 일이든지 양극단으로 나눠 중간을 인정하지 않는 태도이다. 이분법적 사고를 하는 사람은 친구라고 생각했던 사람이 단 한 번이라도 자신에게 냉담하게 반응하면 '배신당했다'고 판단해버린다. 100점이 아니면 다 0점이라고 생각하는 완벽주의자도 이분법적 사고방식에 갇힌 사람으로, 우울증에 걸리기 쉽다.

한 가지 사건으로 전체를 판단하는 사고방식이다. 과도한 일반화에 빠지면 다른 사람이 한 번이라도 차갑게 대하면 '나를 싫어하니까 더 이상 관계를 유지할 수 없다'라고 단정 짓는다.

모든 일에는 좋은 면과 나쁜 면이 있다는 사실을 인식하지 못하여 무슨 일이든 부정적으로 보는 태도이다. 자신의 단점만 신경 쓴다든지 비관적인 뉴스에만 주의를 기울인다.

무슨 일이든 '가치가 없다', '의미가 없다'며 부정해버리는 성향을 말한다. 이런 사람은 '나는 나이가 많으니까 아무것도 할 수 없고, 그러니까 살아갈 이유도 없다'라고 잘못된 마음을 먹기가 쉽다.

• '∼해야만 한다'는 사고

영어로 말하면 무엇이든지 'Should(∼해야만 한다)'로 생각하는 경향이다. 노후에는 이래야 한다는 자신만의 독단적인 의견을 내세우며 이를 기준으로 행동하고 생각한다. 스스로가 자신이 정한 기준에 미치지 못하면 크게 자책하고, 다른 사람이 자기 기준을 따라주지 않으면 크게 화를 낸다.

• 자신을 확대해석하기

어떤 사건이 일어나는 원인은 다양하게 마련인데도 자신이 가장 큰 원인이라고만 믿는 사고방식이다. 이런 사람은 성공도 실패도 모두 자신의 덕 혹은 탓이라고 치부하기 때문에 과도한 책임감으로 멘탈이 자주 흔들린다.

위와 같은 사고방식을 피해야 우울증을 막고 60∼70대를 유쾌하게 보낼 수 있다. 한마디로 정리하자면, '정신건강에 좋지 않은 부정적인 생각은 버리고 다양한 가능성을 믿어야' 한다.

부정적인 사고방식에 빠지지 않으려면 여러 사람과 어울리며 이런저런 일에 대해 대화하는 것이 제일 좋다. 특히 낙천적인 사람과 만나면 기분이 상쾌해진다. 독서도 다양한 사람의 생각과 마주할 수 있어서 사고방식을 바꾸는 데 효과적이다.

- 불안함과 분노를 가라앉히려면 부교감신경을 자극해야 한다.

- 소화기관을 자극하면 교감신경의 흥분을 가라앉힐 수 있다.

- 불안함과 분노는 기억력을 떨어뜨린다.

- 답답한 마음을 풀려면 햇빛을 쬐자.

- 실내 정원을 가꾸면 뇌가 활성화된다.

- 음악을 들으면 뇌에 알파파가 채워진다.

- 도파민을 분비시키려면 다른 사람을 먼저 칭찬하자.

4장

화목한
가정을 위한
정답

The Answer
of
70 age

나이가 들어 일을 그만두거나 업무량이 줄어들게 되면 필연적으로 가족과 함께하는 시간이 늘어난다. 따라서 노후를 마음 편하게 보내려면 가족과 어떻게 지내느냐가 중요하다.

시모주 아키코(下重曉子)가 쓴 책《가족이라는 병》의 제목이 시사하듯, 가족은 즐거움과 행복을 주는 존재이지만 때로는 질병과 화를 불러오기도 한다. 사이가 좋으면 '80세의 벽'을 뛰어넘을 때 가장 좋은 동료가 되지만, 반대라면 오히려 '80세의 벽'을 더 높이 올릴 뿐이다.

4장에서는 노년층이 가족과 잘 지내기 위해 필요한 마음가짐과 방법에 대해 알아보겠다. 가장 먼저 아내 혹은 남편, 즉 배우자와의 관계부터 짚어보자.

부부가 삼시세끼를 같이 먹으면
황혼이혼을 부른다

나는 정년이 연장되고 고용제도가 자리 잡게 되면 노후 수입 문제의 해결보다는 '부부 관계'의 안정이라는 문제가 더욱 의미 있게 다가오리라고 생각한다. 남편이 앞으로 몇 년 더 일한다면 그만큼 부부가 얼굴을 마주할 시간이 짧아지기 때문이다.

은퇴한 남편 때문에 아내에게 생기는 병을 가리키는 '부원병(夫源病)'이라는 말이 있다. 요즘에는 워낙 대중적인 질환이어서 노인정신과 의사라면 가슴이 답답하다는 이유로 병원을 찾는 50~60대 여성을 대할 때면 우선 이 병부터 의심해본다.

노후의 부부 관계에서 특별한 어려움이 없다면 운이 좋은 경우라고 할 수 있다. 함께 보내는 시간이 많아지는 만큼 대다수의 노부부는 크고 작은 갈등을 안고 있기 때문이다. 특히 삼시세끼를 함께 먹는다면 주의가 필요하다. 옛날에는 "봄의 꽃과 가을의 달, 부부가 사이좋게 먹는 삼시세끼"라는 노랫말이 있을 정도였지만, 이는 어디까지나 배부르게 밥을 먹지 못하던 시절의 이야기일 뿐이다. 요즘 세상에 부부가 삼시세끼를 함께 먹으면서도 전혀 스트레스를 받지 않는 사람들이 얼마나 있을까.

통계에 따르면 은퇴 후에 황혼이혼을 하는 부부가 급증하고 있다. 25년 이상 같이 살아온 노부부들의 이혼이 최근 10년간 2배 이상 늘었는데, 대부분은 아내의 요청에서부터 시작된 것이라고 한다. 다시 말해, 정년퇴직 후 남편이 계속 집에 있는 상황을 견디기 어려워하는 아내들이 많아지고 있다는 뜻이다.

몇십 년 동안 아내들에게 남편이 없는 낮 시간은 자유

시간이었다. 가벼운 마음으로 점심을 먹으러 나가거나 마음 내키는 대로 친구와 통화를 할 수 있고 근처 사는 지인들과 한바탕 수다도 떨 수 있는 여유로운 시간이었는데, 노후가 되자 항상 남편과 눈을 마주쳐야 하는 불편한 시간으로 바뀌게 된 것이다. 게다가 잠시 외출이라도 하려 들면 남편은 "어디 가냐, 점심은 어떻게 할 거냐, 몇 시에 올 거냐"라며 연달아 질문을 날린다. 한술 더 떠서 자기도 같이 가자는 남편까지 있다. 아내가 어딘가로 외출하려고 하면 자기도 데려가라며 떼를 쓰는 것이다.

이러니 아내들은 물에 젖은 낙엽처럼 끈적끈적 달라붙는 남편에게 정이 떨어지지 않을 수 없다. 환갑을 넘긴 아내의 입장에서는 오래전에 육아에서 손을 뗐고 아이들에 대한 책임감에서도 벗어났으니 가정의 공동 운영자로 계속 남아 있을 이유가 없어졌다. 그래서 황혼이혼장을 내미는 것이다.

"집에 없는데 건강한 남편이 최고"

　노후에도 건강한 결혼 생활을 유지하고 황혼이혼만은
피하고 싶다면 남편은 어떻게 해야 할까.

　거듭 말하지만 남편의 은퇴는 본인에게는 자유시간의
시작일지 모르지만 아내에게는 자유시간의 종료를 의미
한다. 정년퇴직한 남편은 아내에게 자유를 빼앗는 쇠사
슬 같은 존재이다. 지금까지 사이가 좋았던 부부라 해도
마찬가지다. 이제껏 사이가 좋았던 데에는 남편이 아내의
자유시간을 보장해준 공이 크다. 사람은 자유를 빼앗길

때 가장 큰 스트레스를 받는다.

20년 전쯤 "집에 없는데 건강한 남편이 최고"라는 광고 문구가 유행한 적이 있었다. 사람들 사이에서 자주 회자되었다는 것은 그만큼 당시의 상황을 잘 표현했다는 뜻일 터이다. 이 말은 요즘에도 똑같이 적용된다. 남편들은 먼저 이 점부터 정확히 이해해야 한다.

사람과 사람 사이에는 원래 적당한 거리가 필요하다. 고슴도치끼리 너무 붙어 있으면 서로의 가시에 찔리듯이 사람들도 지나치게 가까이 지내면 마음에 상처를 입기 쉽다. 그래서 부부 사이에도 적당한 거리가 있어야 하는데, 은퇴 전에는 남편이 아침에 출근해서 저녁에 돌아오는 하루의 리듬이 이를 알맞게 유지해주었다. 아무리 사이가 좋은 부부라도 몇십 년 동안 24시간 내내 붙어 있기는 어렵다.

노후에 아내가 남편을 싫어하게 되는 이유는 남편의 노화나 변화 때문이 아니다. 서로의 거리가 너무 가까워졌기 때문이다. 함께 있는 시간이 길어져서 사사건건 대립하는 상황이 발생하게 되는 것이다.

노후에도 원만한 부부 생활을 유지하기 위해 남편은 아내가 지금까지 살아왔던 대로 생활할 수 있도록 도와주어야 한다. 서로 얼굴을 마주하는 시간이 적을수록 적당한 심리적 거리감이 생겨서 스트레스가 줄어든다. 이것이 은퇴 후 남편이 집에 있는 탓에 늘어나는 황혼이혼을 막아주는 유일한 방법이다.

아내에게 혼자만의 시간을 선물한다

다음은 노후에 좋은 남편이 되기 위해서 알아두어야 할 몇 가지 요령이다. 여기서 핵심은 아내의 '자유시간 확보'라는 점을 명심하자. 이를 염두에 두고 실천하면 아내도 남편이 집에 있는 생활에 조금씩 익숙해질 것이다.

• 점심은 '자급자족'할 것

우선 점심은 알아서 해결하자. 매일 남편의 점심을 챙겨야 한다면 아내는 낮에 외출할 수 없어서 큰 스트레스를 받게 된다. 옛날과 달리 요즘에는 편의점이나 마트에 가면 무엇이든지 골라 먹을 수 있다. 점심 식사, 가능하다면 아침 식사까지도 스스로 준비해서 먹는다면 원만한 부부 관계를 유지할 수 있다.

• 집안일 분담하기

노후에는 남편도 집에 있는 시간이 길어지므로 모든 집안일을 아내에게 맡길 명분이 사라진다. 특별한 기술이 필요하지 않은 일이라면 남편이 맡아서 하는 편이 서로에게 공평하다. 쓰레기 버리기, 빨래 널기와 개기, 화장실과 방 청소 같은 것 정도는 몇 번만 해보면 금방 할 수 있다. 오늘부터라도 시작해보자.

• 아내가 어디 가는지 묻지 않기

아내의 사생활은 간섭하지 말자. 당연한 말이지만 아내를 졸졸 따라다녀서도 안 된다.

노후에 좋은 부부 관계를 위해 취미 생활을 함께 하는 사람들이 있는데, 젊었을 때부터 함께 즐겨왔던 취미가 아니라면 피하자. 아내와 같은 문화센터에 다니더라도 시간대를 달리해서 서로 마주치지 않도록 하자.

늙어가는 남편도
힘들다

이번에는 노후를 원만하게 보내기 위한 아내의 마음가
짐에 대해 알아보자.

• 은퇴 후에는 남편도 지친다

알다시피 남성의 평균수명은 여성보다 짧다. 게다가 대
부분의 경우 남편이 아내보다 나이가 많은 편이므로 더
먼저 늙기 시작한다. 60대 이후에는 남성호르몬이 급감
해서 몸과 마음에 변화가 찾아오고, 성인병에 걸려서 육

체적으로 힘들어지기도 한다. 또 노인성 우울증의 초기 증상을 보이는 사람도 생긴다. 은퇴를 맞이한 남편들도 여러 가지로 고달프다는 말이다. 그러니 노후의 부부는 서로를 지켜주는 '돌보미'라는 마음가짐으로 힘들 때마다 함께 도우며 지내야 한다.

• 남편이 집에 있으니 이제 아내가 나가서 일을 해보자

노후에 남편이 집에만 있다고 답답해하지 말고 아내가 먼저 나서서 일거리를 찾아보면 어떨까. 어른 두 명이 한 지붕 아래에서 생활하려면 하루에 몇 시간 동안은 얼굴을 마주하지 않는 거리두기가 필요할 수밖에 없다. 게다가 작은 일이라도 하면 노후자금에 대한 걱정도 덜 수 있다. 일하겠다는 마음만 있으면 여성은 나이가 많아도 조리 보조, 가사도우미, 요양보호사 등 다양한 일을 할 수 있다.

• 그래도 힘들다면 혼자 사는 것도 방법이다

아무리 노력해도 이 사람과는 도저히 같이 살 수 없겠

다 싶으면 이혼하고 새로운 인생을 사는 것도 방법이다. 아직 살아가야 할 인생은 많이 남아 있다. 한 집에서 몸만 같이 살 뿐 마음은 이혼한 상태와 다름없다거나 남들 앞에서만 사이가 좋은 척 연기하면서 불쾌한 마음을 담아둔 채 부부 관계를 유지한다면 몸과 마음에 안 좋은 영향만 끼칠 뿐이다. 정신과 의사로서 이처럼 마음을 망가뜨리면서 지내는 여성분들을 많이 보아왔다. 한 번 부부의 연을 맺으면 죽을 때까지 함께해야 한다는 생각은 요즘 시대와는 맞지 않다. '이제 와서 새로운 삶을 살 수는 없다' 하는 두려움에서 벗어나 보는 것도 노후를 살아가는 방법이다.

부부 사이가 좋지 않다면 한번 이렇게 자문해보자. '내가 이 사람의 기저귀를 갈아줄 수 있을까?' 좀 극단적인 표현일지는 모르지만, 단순히 '간호할 수 있을까?' 하는 질문보다는 더 현실적일 수도 있다. 그 정도는 해줄 수 있다면 지금은 사이가 조금 나쁘더라도 계속 부부 생활을 이어가도 좋을 것 같다. 하지만 절대 불가능하다고 생각한다면 황혼이혼을 고려해보자. 더 이상 아이들을 책임질 필요도 없으니 언제까지 좋은 아내, 좋은 엄마인 척 연기할 의무는 없다.

요즘에는 이혼 후에도 남편의 연금을 분할 받을 수 있고, 여성은 생각보다 일거리를 찾기도 쉬워서 이혼 후의 삶이 옛날처럼 팍팍하지는 않다. 게다가 여성의 기대수명은 86.6세(2021년 기준)로, 현재 60세 정도라면 앞으로 30년 가까이 더 살아야 한다. 혼자였던 결혼 전의 삶으로 돌아가서 자유롭게 살아도 좋고, 남은 30년을 함께할 새로운 파트너를 구해보는 것도 전혀 이상하지 않다.

자녀와는 적당한 거리를
유지한다

옛날에는 아이가 성인이 된 후라도 부모와 자식이 근처에 살면서 삶을 공유하는 경우가 많았다. 하지만 요즘의 부모와 자식은 되도록 멀리 떨어져서 지내는 편이 좋다.

본격적인 노인으로 접어드는 80세 이상이라면 모를까, 몸과 마음이 아직 건강한 70대까지는 아이들과 적당한 거리를 유지해야 한다. 이는 자신이 젊었을 때의 기억을 떠올려보면 이해하기 쉽다. 20~30대였을 때의 나는 부모님의 얼굴을 일 년에 몇 번이나 떠올렸던가. 아닌 경우도 물론 있겠지만 대부분은 그리 많지 않았을 것이다. 그러니 자식들과는 일 년에 몇 차례 서로 얼굴을 보는 것만으로 충분하다는 마음으로 너무 멀리도, 가까이도 지내지 말자. 이는 아이들의 자립심을 키우기 위해서라도 꼭 필요하다.

가끔 환자들에게서 성인이 된, 혹은 중년의 자식들에 관한 상담을 듣기도 한다. 주로 자식들이 가정폭력을 일삼거나 은둔형 외톨이로 지낸다는 내용이다. 이럴 때 나는 "부모님이 개입할수록 상황은 더 나빠집니다. 자식들은 간섭하면 할수록 더 엇나간다는 점, 가슴에 새겨두세요"라는 뜻의 말을 전한다.

자식들이 다시 일어서길 바란다면 일단은 그대로 놔두어야 한다. 오랫동안 방 안에 처박혀 있는 자식에게 부모가 계속 밥을 차려준다면 상황은 결코 변하지 않는다. 밥을 주지 않아야 스스로 일어나서 편의점에라도 가게 마련이다.

하지만 그대로 두시라고 아무리 입이 닳도록 말해도 처음에는 대부분 어두운 표정으로 "아무리 그래도…"라고 대답할 뿐이다. 같은 말을 반년 이상 반복해야 비로소 부모님의 태도가 조금씩 바뀌면서 그냥 내 삶에 충실해야겠다고 생각하기 시작하는데, 신기하게도 그러면 자식들의 태도에도 조금씩 변화가 찾아온다.

자식들의 취직이나 결혼에 관해서도 일절 관여하지 말아야 한다. 우리 부모님 세대가 회사에 다닐 때는 연공서열과 종신고용이 당연한 시대였다. 하지만 지금은 회사원의 55%가 대리나 과장 직급에서, 3분의 1은 평사원에서 회사 생활을 끝내는 시대이다.

요즘 젊은 사람들에게는 월급쟁이로 평생 동안 회사에 다니는 것이 부모님 세대에 비해 훨씬 어려운 일이다. 대기업에 들어가도 안정된 생활을 할 수 있을지, 행복해질 수 있을지 전혀 알 수가 없다. 그러므로 자식이 퇴사하고 다른 일을 하겠다면 그대로 받아들여야 한다.

결혼도 마찬가지다. 자식이 부모님의 눈에 도저히 차지 않는 상대를 데려오는 경우에도 두 눈 질끈 감고 반대하지 말아야 한다. 요즘은 남성 4명 중 1명이 평생 결혼하지 않는 시대인 데다가 한 번 정도의 이혼 경험은 흠도 아

닌 세상이다. 결혼하고 싶은 상대가 있다면 그것만으로
도 다행이다.

부모님의 인지장애를 예방하는 것이
현대의 효도

지금부터는 노후 생활에서 가장 중요한 주제인 '인지장애'에 대해 알아보겠다.

자신보다 나이가 많은 배우자나 연로하신 부모님이 기억을 잃지 않도록 하려면 어떻게 해야 할까? 나는 현대의 효도란 부모님이 치매에 걸리지 않도록, 혹은 치매가 최대한 늦게 진행되도록 막는 것이라고 생각한다. 그리고 이는 자기 자신을 위한 길이기도 하다.

부모님이나 배우자가 인지장애에 걸리면 여러 가지 어

려움이 닥친다. 자유시간의 대부분을 빼앗기게 되고 당장 일을 그만두어야 할지도 모른다. 하지만 인지장애는 어느 정도 예방이 가능하고, 조기에 발견하여 손을 쓰면 얼마든지 진행을 늦출 수 있다.

인지장애는 가족이 아니라면 눈치채기도 어렵고, 안다 해도 쉽사리 말을 꺼내기가 어렵다. 따라서 가족에게 인지장애가 생겼다면 하루라도 빨리 알아차려서 적절한 조치를 취하는 것이 서로의 인생을 지키는 방법이며 자식 혹은 배우자의 역할이다.

먼저 인지장애에 대해 간단히 알아보자. 나이가 들었다고 모두가 인지장애에 걸리는 것은 아니지만, 85세가 넘으면 전체의 40%, 90세가 넘으면 60%가 인지장애를 앓는다. 그리고 인지장애의 약 70%는 뇌 신경세포의 움직임이 둔해지고 정상 세포가 줄어드는 알츠하이머형 인지장애에서 기인한다.

가족에게 매우 중요한 사안인 부모님의 인지장애를 막는 방법은 무엇일까? 가장 중요한 것은 '부모님과 정기적으로 연락하기'이다. 앞서 가족 간에도 거리두기가 필요하다고 말했는데, 일본 사람들은 가족 간의 거리가 극단적인 경우가 많아서 지나치게 가깝거나 지나치게 멀거나 둘 중 하나에 가깝다. 한 통계자료에 따르면 일본은 선진국 중에서도 따로 사는 부모와 자식 간의 접촉 빈도가 가장 낮은 나라 중 하나라고 한다.

부모와 따로 살면서 적당한 거리를 유지하더라도, 적어도 한 달에 한두 번은 전화로 서로의 근황을 나누어야 한다. 또 아무리 멀리 떨어져 살더라도 일 년에 한두 번은 만나서 얼굴을 마주쳐야 한다. 그래야 부모님의 노화나 인지장애의 진행 정도를 직접 눈과 귀로 확인할 수 있다. 나는 이것이야말로 현대의 진정한 효도라고 생각한다.

인지장애의 징후들

부모님이나 배우자에게 과연 어떤 증상이 나타났을 때 인지장애를 의심해야 할까? 우선은 지갑부터 살펴보자. 돈이 많고 적음을 따지자는 것이 아니다. 주목해야 할 부분은 잔돈이다. 인지장애 환자의 지갑에는 잔돈이 많을 확률이 높다.

인지장애가 시작되면 물건의 값에 대한 감이 떨어진다. 과자 한 봉지를 사는 데 천 원짜리 지폐를 내고서는, 돈이 부족하다고 하면 계산이 되지 않아서 그냥 만 원짜리

지폐를 내고 만다. 이러면 지갑에는 거스름돈으로 받은 잔돈만 가득 찬다.

인간의 뇌는 정교하게 만들어져 있어서, 인지장애가 시작되어도 이를 감추기 위한 의욕과 능력이 사라지지 않는다. 물건 계산을 잘 못 한다는 사실을 감추려다 보니, 아주 저렴한 물건을 살 때에도 만 원짜리나 오만 원짜리를 내고는 잔돈을 받는다. 물론 다음에 물건을 살 때에도 잔돈은 쓰지 않는다. 지갑에 잔돈이 있어도 매번 큰 단위의 지폐만 내다가 보니 점점 동전이나 잔돈이 쌓여간다.

또한 같은 물건이 여러 개 있다면 인지장애 초기 증상이 아닌지 의심해야 한다. 물건을 사놓고도 깜박하고 또 사 오는 일이 잦아졌다는 뜻이기 때문이다. 부엌 한쪽에 좋아하는 과자가 지나치게 많이 있다면 이것도 한번 의심해봐야 한다.

가족에게 존댓말을 쓰는 행위도 인지장애의 전형적인 증상이다. 인지장애가 진행되면 자식들에게도 존댓말을 쓰는 일이 늘어난다. 이는 위기 회피 능력 때문인데, 상대방이 어떤 사람인지 잘 몰라서 실례를 범할 위험을 피하고자 존댓말을 쓰는 것이다.

위와 같은 증상들을 통해 인지장애가 시작됐다거나 진행 중이라는 느낌을 받았다면 어떻게든 가족을 설득해서 병원으로 데려가야 한다.

인지장애의 진단 및 치료는 신경과나 정신건강의학과에서 가능하며, 자세한 내용은 지역에 있는 거점 병원을 방문해서 상담받자. 그곳에서 인지장애 테스트, 뇌 CT와 MRI, 뇌 신티그래피 등의 검사를 받은 후 치료를 시작하면 된다. 참고로 노인장기요양보험을 이용하려면 의사의 소견서가 필요하다.

고령자라면
안전한 자동차로 바꾸자

　요즘 고령자의 운전이 사회문제로 떠오르고 있다. 나이가 들면 운전 능력이 떨어져서 작은 사고로도 정신적 공황 상태에 빠져 대형 사고로 이어지게 만들 위험이 크기 때문이다. 그래서 최근에는 운전면허증을 반납하는 고령자가 늘고 있다. 하지만 나는 고령자니까 면허증을 반납해야 한다는 단순한 논리에는 찬성하고 싶지 않다.

　현실적으로 보면 지방에서는 자동차 없이 시장이나 병원에 가기가 어려운데, 외출 횟수가 줄면 허리와 다리가 약해지고 인지장애가 발병할 위험도 커진다. 단순히 면허증만 반납시키고 운전을 막으면 이에 수반하는 불편함과 피해를 고스란히 노인들이 떠안아야 한다. 차라리 고령자라면 충돌 방지 기능이 장치되어 있거나 액셀과 브레이크를 혼동하지 않도록 하는 등 여러 면에서 안전성을 최우선시하는 차로 바꾸어 타기를 추천한다. 게다가 앞으로 몇 년만 더 버티면 지금보다 훨씬 발전된 자율주행 자동차가 보급될 것이다. 지금 60대라면 10년 후의 면허증 반납을 고민하기보다는 안전한 차로 바꾸어 타기 위한 자금을 마련해두는 편이 낫다고 생각한다.

자동차보다는 전기자전거를 타도록 하라는 의견도 있는데, 이 역시 반대이다. 속도가 빠른 자전거를 타면 넘어졌을 때 골절상을 입을 위험이 크다. 특히 대퇴골 같은 하반신 뼈가 부러지면 장기간 누워 지내야 한다. 고령자에게 외출 금지란 한마디로 최악의 상황이다. 밖에 나가지 않으면 운동이 부족해지고 생활의 활력이 떨어지면서 결국 전두엽까지 노쇠해진다. 그뿐만 아니라 햇빛을 쐬지 않으면 우울증을 앓을 위험이 커지며 골다공증이 생길 수도 있다. 따라서 자동차 사고를 피하려고 전기자전거를 택하는 것은 바람직하지 않다.

고령자의 외출에 관해 한 가지 더 말하자면, 인지장애를 앓는다고 해서 모두가 길거리를 배회하는 것은 아니다. 지금까지 30년도 넘는 기간 동안 6000명 이상의 인지장애 환자를 보아왔지만 교통사고를 당한 사람을 본 적은 단 한 번도 없다. 인지장애에 걸려도 우리 뇌에는 위험 회피 기능이 충분히 남아 있다. 따라서 인지장애 환자도 매일 밖으로 나가 산책하는 일만큼은 절대로 빠뜨리지 말아야 한다.

사전에 연명치료에 대한
의견 묻기

나의 아버지는 2017년에 86세의 나이로 돌아가셨다. 아버지는 돌아가시기 전에 약 7개월 동안 인공호흡기를 달았다. 이는 내가 전혀 예상하지 못한 일이었다.

아버지는 담배를 자주 피운 탓인지 폐포가 파괴되어 정상 기능을 하지 못하는 폐기종 상태였고, 자주 폐렴을 일으켜서 짧은 입원과 퇴원을 반복했다. 그러던 중 담당 의사에게서 아버지의 상태가 위중하니 호흡을 돕기 위한 관을 삽입해야 한다는 전화가 왔다. 나는 별다른 고민 없이 바로 허락했다. 일시적인 장치라고 생각했기 때문이다. 한 번 기관 삽관을 하고 나면 자가호흡이 약해졌을 때 곧바로 인공호흡기를 달아야 한다는 사실을 나는 의사이면서도 알지 못했다. 결국 아버지는 아무런 말도 하지 못한 채 7개월을 보내다 가셨다.

환자에게 연명치료를 계속할 것인가는 굉장히 어려운 문제이다. 개개인의 인생관과 깊이 연관된 사안이라 일반론적으로 말할 수도 없다. 따라서 부모님의 정신이 온전하여 판단력이 있을 때 연명 장치가 무엇인지 설명해주고서, 훗날 튜브로 음식을 주입하거나 인공호흡기 등의 장치를 달기 원하는지 여쭤어 미리 의견을 들어야 한다. 또한 이를 가족이나 형제들과도 공유해두어야 만약의 사태에 대비할 수 있다.

- 남편의 자유시간이 시작되면 아내의 자유시간은 끝난다.

- 좋은 부부 관계를 유지하기 위해서라도 가능한 한 일을 계속하자.

- 자식은 간섭하면 할수록 더 엇나간다.

- 자식의 취직과 결혼은 모두 자식의 뜻을 따르자.

- 현대의 효도는 부모님의 인지장애를 빨리 알아차리고 대처하는 것이다.

5장

돈에서
자유로워지기 위한
정답

The Answer
of
70 age

노후자금이 걱정이라면
일단 숫자로 가시화해보자

'80세의 벽'을 넘기 위해서는 물론 어느 정도 돈이 있어야 한다. 하지만 그게 가장 걱정이라며 불안해하는 사람들도 많은데, 인간이 불안에 빠질 때는 상대방의 정체를 전혀 알지 못할 때이다. 불안에서 벗어나기 위해 먼저 불안의 정체를 숫자로 가시화하는 작업부터 시작해보자.

고령자들이 생각하는 노후의 적정 생활비는 부부 기준 월평균 268만 원 정도로, 60세 은퇴 후 30년을 산다고 가정하면 9억 원 이상이 필요한데 연령대별 소비 감소 추세를 감안하면 대략 7억 원 정도가 된다고 한다. 여기에 현재 국민연금 예상 수령액인 3억 3000만 원을 제외하면 적절한 노후자금은 약 '3억 7000만 원'이라는 계산이 나온다. 물론 이는 현재의 물가와 예상 수령액이 반영된 금액인 데다 개인마다 보유 재산과 주택 소유 여부, 퇴직금 및 개인연금 수령액이 다르기 때문에 정확한 금액을 산출해내기에는 한계가 있다. 다만 평균적으로 국민연금을 제외하고 필요한 노후자금이 대략 3억 7000만 원이라고 참고하면 좋을 듯하다.

3억 7000만 원은 연간으로 따지면 약 1230만 원, 한 달로 따지면 약 100만 원이 된다. 역으로 생각해서, 한 달에 100만 원 정도 채울 수 있다면 노후를 그럭저럭 평온하게 살 수 있다는 뜻이다. 방법은 두 가지다. 수입을 늘리거나 지출을 줄이면 된다. 물론 양쪽을 조금씩 실천하는 방법도 있다.

모든 지출을 줄여서 부족분을 채우겠다면 매달 100만 원씩 아껴 쓰면 된다. 반대로 수입을 늘려서 보충하겠다면 부부가 힘을 합쳐 한 달에 100만 원씩 벌면 된다. 현실적으로 생각하면 50만 원을 벌고 50만 원을 줄이는 편이 가장 합리적이다.

아직 몸과 마음이 건강하다면 부족한 노후자금은 수입을 늘려서, 즉 일을 해서 채우는 편이 이상적이다. 정부도 정년을 연장하기 위한 여러 가지 방안을 추진 중인 만큼 앞으로 일할 기회는 계속 늘어날 것이다. 물론 정년이 연장되더라도 월급은 낮아질 확률이 높지만, 그럼에도 65세까지 5년간 월 200만 원씩 받는다면 1억 2000만 원을 더 벌 수 있다. 이는 부족한 노후자금에 큰 도움이 되는 금액이다.

남은 노후자금 부족분도 되도록 일을 해서 보충하는 쪽이 바람직하다. '노동'에는 수입을 얻는다는 점 외에도 다른 장점이 많기 때문이다. 일을 하면 뇌의 노화를 예방할 수 있고 건강한 몸을 유지할 수 있으며 또 부부 관계도 원만해지게 되므로 가능하면 손에서 일을 놓지 말자.

든든한
'노인장기요양보험'이 있다

노후의 큰 수입원이 하나 더 있다. 바로 '노인장기요양
보험'이다(원문은 일본의 '개호보험(介護保險)'에 관한 내용이나
국내 상황에 맞게 '노인장기요양보험'으로 옮겼으며 글의 흐름과 주
요 내용은 원문을 그대로 따랐다–옮긴이). 그동안 국민건강보
험에 가입하여 내왔던 장기요양보험료를 65세 이후에 돌
려받는 개념이다.

노후에 가장 큰 걱정거리는 '돌봄'에 관한 문제일 것이
다. 자신이 아파서 몸져눕거나 부모님이 24시간 돌봄이

필요한 상황이 오면 어떻게 해야 하는지 하는 부분이다. 이럴 때 노인장기요양보험에서 큰 도움을 받을 수 있다.

그런데 의외로 이 제도를 모르는 사람들이 많다. 2008년 7월부터 시행되어 어느덧 10년을 훌쩍 넘겼는데도 많이 알려지지 않은 편이다. 아직은 몸이 건강할지라도 훗날을 대비해 노인장기요양보험에 관한 개괄적인 내용만이라도 알아두자.

우선 노인장기요양보험이란 고령이나 노인성 질병 등의 사유로 일상생활을 혼자서 하기 어려운 노인에게 장기요양급여를 제공하여 신체 활동 및 가사 활동을 지원하는 사회보험제도이다. 건강보험에 가입된 전 국민을 대상으로 하기에 대부분의 사람이 신청할 수 있지만, 일정한 절차에 따라 장기요양급여를 받을 수 있는 권리인 '장기요양인정'을 받아야 혜택을 누릴 수 있다.

신청 절차를 보면, 먼저 전국의 공단 지사에 방문하거나 인터넷 혹은 우편으로 장기요양인정 신청서와 의사 소견서를 제출해야 한다. 그러면 공단 직원이 자택에 방문하여 인정조사를 진행한 뒤 등급판정위원회에서 등급을 결정해서 장기요양인정서를 발급해준다. 등급은 1등급부터 5등급까지 나뉘는데, 등급에 따라 달마다 지원받을 수 있는 금액과 서비스가 달라진다. 1~2등급은 시설 급여와 특별 현금 급여 등을 받을 수 있으며 요양원 같은 시설에 입소할 수 있다. 3~5등급은 방문 요양, 주·야간 보호 서비스 등을 받을 수 있으며 휠체어나 전동 침대와 같은 용품도 대여할 수 있다. 본인 부담금은 15~20% 정도이며, 나머지는 국가 및 지방자치단체에서 부담한다.

따라서 이제는 장기요양인정을 받으면 노인이 되어 각종 질환으로 몸져눕더라도 경제적으로 큰 걱정을 하지 않아도 된다. 24시간 돌봄이 필요하다면 알맞은 시설에 들어가서 충분한 보호를 받을 수 있고, 요양시설 및 기관의 입장에서도 정부 지원을 받으니 비교적 적은 부담으로 입소자를 맞이할 수 있다.

나의 마지막 보금자리에는
얼마나 들까

노인장기요양보험 제도가 시행되기 전에는 유료 요양시설에 들어가려면 큰돈이 필요했다. 하지만 지금은 장기요양 등급을 받으면 정부에서 약 80%의 비용을 지원해주므로 한 달에 50만~100만 원 정도면 시설에 입소할 수 있다. 일반적인 회사에서 일해왔던 사람이라면 매달 받는 국민연금에 조금만 더 보태면 되니 충분히 감당할 수 있는 비용이다. 물론 어디까지나 '현역 시절에 일반적인 회사에 다녔던 사람'이라는 조건이 붙기는 하지만 말이다.

아무튼 현재는 노후에 재산이 많지 않더라도 금전적인 부분에서 큰 걱정은 하지 않아도 된다. 정부에서 운영하는 각종 제도에 대해 알아두고 이용 가능한 부분을 최대한 활용하면 북유럽 국가 못지않은 사회복지 혜택을 누릴 수 있기 때문이다.

게다가 요즘에는 민간 시설이 많이 늘어나고 있는 데다 민간이 아닌 국공립에서 운영하는 요양시설을 훨씬 저렴한 비용으로 이용할 수도 있다. 예전에는 국공립 요양원은 자리가 없다는 인식이 강했는데, 정부에서 계속 요양원 설립을 추진 중이어서 전보다는 장벽이 낮아졌다. 다만 앞서 말했듯이 요양시설은 장기요양등급에서 1~2등급을 받아야 정부 지원을 받을 수 있다는 점을 기억하자.

요즘에는 인터넷이 발달해서 집 근처 요양원의 시설, 환경, 가격, 서비스 등을 간단하게 검색할 수 있으므로 저축과 연금 등을 감안해서 자신에게 적당한 시설을 미리 찾아보고, 괜찮은 시설을 발견했다면 아직 먼 이야기더라도 부모님의 입소 상담을 핑계 삼아 직접 찾아가서 어떤 곳인지 확인해보자. 이곳이 내가 마지막 순간까지

안심하고 살 수 있는 곳이라는 확신이 서면 '80세의 벽' 너머에 있는 삶에 대한 불안감을 어느 정도 해소할 수 있다.

꼭 알아두어야 할
노후에 받을 수 있는 지원금

여전히 우리 사회에는 노후에 정부나 지방자치단체에서 도움받기를 꺼리는 사람들이 많아 보인다. 하지만 이제는 우리도 현역 시절 지불했던 세금을 마땅히 돌려받아야 한다는 식으로 생각의 전환이 필요하다. 이러한 사고방식은 오히려 납세자가 지녀야 할 정당한 태도이다.

유럽, 특히 북유럽 국가들에는 자신의 노후를 나라에서 보장해야 한다는 의식이 국민들 사이에 널리 퍼져 있다. 젊었을 때 많은 세금을 냈으니 노후에 이를 돌려받을 권리가 있으며, 국가는 당연히 노인을 부양해야 한다고 여기는 사고방식이다. 사실 국민이 이러한 사고방식을 가져야 나라의 경제도 잘 돌아간다. 북유럽 국가에서는 노후를 나라가 책임져야 한다는 생각이 강해서 개개인이 저축을 많이 하지 않는다. 덕분에 중장년층도 소비가 활발해서 전체적으로 돈이 잘 도는 환경이 만들어진다.

하지만 우리는 장년층이 되면 노년을 대비해야 한다는 생각에 돈을 꽁꽁 묶어둔다. 그래서인지 60세 때보다 75세 때 저축액이 더 많다는 사람이 적지 않다. 일례로 연령대별 저축률을 살펴보면 60대 이상은 소득수준이 상대적으로 낮은데도 불구하고 저축률은 가장 높다. 개개인이 노후 대비에 총력을 기울이고 있는 것이다.

만약 노후에 대한 불안감이 줄어들어 고령자들이 지금보다 돈을 더 자유롭게 쓴다면 나라의 경제도 틀림없이 좋아질 것이다. 게다가 경기가 좋아져서 세금을 더 많이 징수할 수 있다면 국민연금 같은 사회보장제도의 안정화에도 큰 도움이 된다. 따라서 국가의 장래를 위해서라도 노후에 고령자들이 나라에 기대는 사회적 분위기를 조성

할 필요가 있다.

그럼 지금부터는 노인장기요양보험 이외의 정부나 지방 자치단체에서 받을 수 있는 다른 각종 지원금에 대해 하나하나 알아보겠다.

• 고령자계속고용장려금

고령자계속고용장려금이란 정년에 도달한 근로자를 정년 이후에도 계속 고용하는 사업주에게 비용의 일부를 지원하는 제도이다. 고용이 연장되거나 재고용된 근로자 1인당 월 30만 원씩 최대 2년간 지원받을 수 있다. 보통은 회사 경영지원팀이나 인사팀에서 알아서 신청하지만, 영세기업의 경우 이 제도의 존재를 모르거나 신청을 빠뜨릴 수도 있으니 한 번쯤 본인이 직접 확인해볼 필요가 있다.

• 기초연금

정부는 2014년부터 소득 하위 70%인 만 65세 이상의 노인에게 매달 일정 금액을 지급하는 기초연금제도를 실시했다. 2023년 기준으로 1인 가구는 약 30만 원, 2인 가구는 약 50만 원을 지원받을 수 있다. 단, 국민연금을 받고 있다면 금액에 따라 일정 부분 감액되어 나온다. 절차에 따라 계산한 소득인정액이 기준에만 맞다면 사망하기 전까지 지급되므로 65세부터 85세까지 20년 동안 지원받을 경우 약 1억 2000만 원(2인 가구)을 받을 수 있다. 신청은 전국 연금공단 지사나 행정복지센터를 방문해서 하거나 인터넷에서도 가능하다. 통계자료에 따르면 기초연금을 받을 수 있는 대상자가 현재 약 665만 명이라고 하니, 자신이 기준에 부합할 것 같다면 한번 문의해보자.

• 가족돌봄휴가지원금

근로자가 가족의 질병이나 사고 등으로 긴급하게 가족을 돌봐야 하는 경우 최대 10일까지 무급휴가를 낼 수 있는 제도이다. 이때 1일 8시간 기준으로 5만 원씩 지원하는 가족 돌봄 비용도 제공된다고 하니, 갑자기 가족이 아파서 돌봄이 필요하다면 회사에 문의해보자.

• 노인 우울증 치료비 지원 사업

최근에는 정신건강에 대한 관심이 높아져서 이에 대한 공적 지원도 늘어나는 추세이다. 자치단체에 따라서는 노인 우울증 치료비 지원 사업을 통해 60세 이상의 노인에게 연간 36만 원까지 지원하는 곳이 있다. 조건에 부합하는 사람이라면 정신건강복지센터 혹은 자살예방센터로 문의해보자.

• 노인 무료 교통카드

비교적 잘 알려진 제도로 65세 이상의 노인은 모든 지하철을 무료로 이용할 수 있다. '어르신교통카드'라고 불리는 무임 교통카드를 발급받으려면 신분증을 지참해서 가까운 행정복지센터에 방문하면 된다. 단, 버스는 해당하지 않으니 주의해야 한다.

• 주거급여제도

저소득층 가구의 전월세비를 지원하는 제도로, 소득인정액이 중위소득*의 47% 이하라면 신청할 수 있다. 현재

1인 기준 매월 최대 33만 원까지 지원받을 수 있으나, 지역별·가구원수별로 지급 금액이 다르므로 확인이 필요하다.

- • 재난적 의료비 지원 사업

미국에서는 맹장염 수술비로 1000만 원이 들었다든지 배가 아파서 구급차를 이용했더니 주사 한 대 맞았을 뿐인데 100만 원을 내야 했다는 식의 이야기를 자주 듣는다. 다행히 우리는 건강보험제도가 잘 마련되어 있어서 이런 걱정은 크게 하지 않아도 된다. 게다가 갑작스런 질환으로 병원비가 많이 나와 생활이 힘들어지는 취약계층에게는 의료비도 지원된다. 소득 기준은 중위소득 100% 이하(100% 초과 및 200% 이하의 경우 개별 심사 필요)이며, 지원금은 소득 및 재산에 따라 다른데 최대 5000만

※ 중위소득이란 모든 가구를 소득 순서대로 줄 세웠을 때 정확히 중간에 있는 가구의 소득을 가리킨다. 각종 정부지원금은 이 중위소득을 기준으로 하는 경우가 많다. 보통 중위소득의 50% 미만을 빈곤층, 50~150%를 중산층, 150% 초과를 상류층으로 본다. 2023년 기준 중위소득은 1인 가구 207.8만 원, 2인 가구 345.6만 원, 3인 가구 443.5만 원, 4인 가구 540.1만 원, 5인 가구 633.1만 원, 6인 가구 722.8만 원이다. — 옮긴이

원 한도 내에서 본인부담 의료비의 50~80%를 제공해준다. 단, 건강보험이 적용된 의료비는 제외된다.

- 기초생활보장제도

소득인정액이 중위소득의 30~50% 이하로 최저생계비에 미치지 못하고 부양 의무자가 없거나 있더라도 부양 능력이 없는 경우, 다소 복잡한 절차에 따른 조건에 부합하면 기초생활보장급여를 받을 수 있다. 현재 기초생활보장급여는 생계, 의료, 주거, 교육 급여로 나뉘는데, 선정 기준도 각각 다르고 신청도 개별적으로 할 수 있으므로 별도의 확인이 필요하다. 만약 현재 근로소득이 있다면 기준소득에서 근로소득을 제외한 차액만 지급받는다. 필요하다면 관할 행정복지센터에 방문해서 상담을 받아보자.

아까운 노후자금을
금융기관에서 날리지 않으려면

일하지 않고도 노후자금을 늘릴 방법이 있다. 바로 '투자'이다. 애지중지 모아온 노후자금은 어디에 어떻게 투자해야 할까. 나는 경제 전문가는 아니지만 젊을 때부터 다양한 방법으로 재테크를 해봐서 투자 경험이 많다. 그중에는 뼈아픈 실수들도 있었는데, 비싼 수업료를 내고 깨달은 각종 지식을 지금부터 공유하고자 한다.

우선 정년퇴직 후에 은행에 가서 퇴직금을 어떻게 하면 좋을지 물어보겠다는 생각이라면 투자에 대한 마음은 아예 접어두자. 세상 물정을 몰라도 너무 모르기 때문이다. 안타깝게도 이런 사람들은 금융기관의 호구가 되기 쉽다. 금융기관 입장에서는 투자 지식이 전무한 정년퇴직자보다 반가운 손님은 없다. 여름밤 전등 빛에 달려드는 벌레들처럼 좋은 먹잇감이 제 발로 찾아왔으니, 이때다 싶어서 수수료가 높은 상품들을 마구 들이민다. 여기서 돈을 버는 쪽은 우리가 아니라 은행이다.

예를 들어 금융기관에서 투자에 대해 잘 모르는 손님에게 추천하는 대표적인 상품으로는 '월 지급식 펀드'가 있다. 이는 퇴직금을 투자해서 매월 이에 상응하는 수익을 지급받는 상품인데, 구조가 복잡한 데다 처음 내야 하는 수수료와 매년 지불해야 하는 펀드 보수가 매우 비싼 편이다. 만약 펀드 보수율이 2%라면 10년 동안 금융기관에서 판매관리 수수료로 20%나 가져가는 셈이다. 게다가 수익이 안정적으로 나기도 힘들다. 월 지급식 펀드에 투자하느니 차라리 경마장에 가는 편이 나을 정도이다.

따라서 경험이 없는 초보자들이 노후자금의 투자처를

찾고 있다면 그들도 어느 정도 경제 공부를 해야 한다. 앞에서 월 지급식 펀드를 예로 들 때 '펀드, 수수료, 펀드 보수, 월 지급식'에 대한 자세한 설명을 일부러 하지 않았는데, 이와 같은 기초적인 투자 용어도 모른다면 일단 투자 관련 입문서 2~3권쯤은 읽어보길 추천한다. 이는 투자를 잘하기 위해서가 아니라, 투자의 유혹에 쉽게 넘어가지 않기 위해서이다.

정년퇴직 후에는 퇴직금이나 개인 자산을 노리고 금융기관 및 각종 업자들이 유혹의 손길을 내민다. 그들의 공세는 나이가 들면 들수록, 상대방의 인지능력이 떨어지면 떨어질수록 더 강해진다. 금리가 낮은 상황에서는 원금을 보장하면서 연 4~5%의 수익을 돌려주는 상품이란 애초에 없다. 연 1%라고 해도 의심스럽다. 이는 자산 운용에 대해 조금만 공부하면 누구나 알 수 있는 기본적인 상식이다. 그럼에도 수상한 유혹이 버젓이 통용되는 이유는, 투자에 관해 지나치게 무지한 사람이 많아서이다. "위험부담이 낮은 연 5% 상품"이라는 말에 넘어가서 애지중지하던 노후자금을 날리지 않으려면 방어적 차원에

서라도 투자 및 금융 상품에 관한 최소한의 지식을 쌓아
두어야 한다.

고금리 시대에는
정기예금을 활용하자

　노후에 자산을 운용할 때는 원금 손실이 없는 상품을 선택하는 것이 좋다. 가장 기본적인 방법으로는 '정기예금'이 있다.

　현재 시중 은행의 정기예금 금리는 3~4% 정도이다. 만약 2억 원을 1년 동안 예치해둔다면 800만 원가량의 수익을 낼 수 있다. 물론 여기서 세금으로 일정 금액은 차감된다. 더 높은 이율을 원한다면 저축은행으로 눈을 돌려보자. 저축은행은 현재 기본금리가 4% 이상이며, 경우에 따라서는 5%까지 주기도 한다. 2억 원을 1년 동안 예치하면 최대 1000만 원까지 받을 수 있다. 물론 저축은행의 안전성을 걱정하는 사람들도 많을 것이다. 하지만 5000만 원까지는 예금자보호법에 따라 보호받을 수 있으므로, 이 부분을 확인하여 여러 곳에 분산투자한다면 노후자산을 안전하게 관리할 수 있다.

요즘에는 각 은행의 상품과 금리를 인터넷에서 쉽게 알아볼 수 있다. 비교적 탄탄한 은행인지, 과거의 실적은 어떠했는지 조사해보고 금리가 좋은 정기예금 상품이 있다면 적극적으로 활용해보자.

- 노인장기요양보험은 노후의 커다란 수입원이다.

- 몸과 마음이 건강할 때 미리 요양시설을 견학해 보자.

- 현역 시절에 낸 세금은 노후에 마땅히 돌려받아야 한다.

- 금융기관에서 추천하는 상품에는 투자하면 안 된다.

- 금융기관의 유혹에서 자신을 지키려면 투자에 관한 공부가 필수이다.

6장

죽을 때까지 배우기 위한 정답

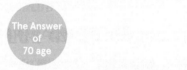

The Answer
of
70 age

공부는 인간의 수명을
연장시켜준다

'80세의 벽'을 넘기 위해서는 무엇보다 뇌가 건강해야한다. 뇌를 단련하는 가장 좋은 방법은 무엇일까? 단언컨대 '공부'이다. 공부는 뇌뿐 아니라 몸과 마음의 건강을유지해준다. 사람은 머리를 쓰는 한 웬만해서는 죽지 않는 생물이기 때문이다.

네덜란드에서 암스테르담 주변에 사는 55~85세 사람을 대상으로 다음과 같은 조사를 한 적이 있다. 알파벳배열 암기와 같은 지능 테스트를 실시한 뒤 이후 4년 동안 참가자들의 삶을 추적 관찰하는 조사였다. 그러자 놀랍게도 지능 테스트 성적에서 상위 50%에 들어간 사람과 하위 50%에 들어간 사람의 수명이 극명하게 엇갈렸다. 상위 50%가 하위 50%보다 더 오래 살았던 것이다. 쉽게 말하면 고령자 가운데서는 뇌 건강을 유지하는 사람, 즉 머리를 잘 쓰는 사람일수록 더 장수한다는 뜻이다.

따라서 노후에 시간이 있다면 어떤 분야든 한 분야에 대해 공부해보길 추천한다. 문제는 공부란 시작하기에도, 꾸준히 이어가기에도 상당한 '동기'가 필요하다는 점이다.

공부의 동기는 아무래도 '불순'해야 효과적이다. 인간이란 원래 고귀한 가치를 좇는 자들이 아니기 때문이다. '돈을 벌고 싶다, 출세하고 싶다, 다른 사람에게 인정받고 싶다, 인기가 많아지고 싶다'와 같이 불순한 동기가 있어야 몸과 마음이 움직인다. 이는 어릴 때나 나이가 들었을 때나 마찬가지다. 그리고 공부의 최종 목표는 결과물, 즉 '아웃풋'으로 설정해야 한다. 어렸을 때 마음에 드는 이성에게 잘 보이려고 그 사람의 취미나 관심 분야를 벼락치기 하듯이 공부한 적이 있을 것이다. 이때 공부의 동기는 상대방의 관심을 끌기 위함이고, 공부의 목표는 그 이성의 관심 분야에 대한 잘 '말하기'가 된다.

동기가 뭐든 공부의 최종 목표는 아웃풋을 뽑아내는 방향으로 설정해야 한다. 말하기, 가르치기, 글쓰기 등 그 형태가 무엇이든 상관없다. 불순한 동기를 가지고 눈에 보이는 결과물인 아웃풋을 얻고자 계획하면 공부의 의욕도 올라가고 꾸준히 할 힘도 생긴다.

블로그에 쓴 글이
베스트셀러로?

노후에 하기 가장 적당한 공부의 아웃풋은 다름 아닌 '글쓰기'이다. 단순히 혼자서 글을 쓰라는 이야기가 아니다. 내 이름이 찍힌 책 한 권을 출판해보겠다는 목표를 세워보자.

평생 글 한 번 제대로 써보지 않았던 사람이 다 늙어서 어떻게 책을 쓴다는 건지 의아해하는 사람들이 많을지 모르겠다. 물론 정말로 책을 출판하는 단계까지 가리라고 장담할 수는 없다. 하지만 노년에 책을 쓴다는 것이 꼭 그렇게 황당무계한 목표만은 아니다. 요즘에는 책 쓰기에 대한 진입 장벽이 과거에 비해 낮아져서 마음만 먹으면 누구나 책을 쓸 수 있다. 그러니 노후에 뇌 건강을 지키기 위한 공부의 목표로는 '책 쓰기'가 안성맞춤이다.

지금은 일 년 동안 약 7만 권의 책이 출판되는 시대다. 편의점이 약 5만 점가량 있다고 하니, 편의점 사장님보다 작가가 훨씬 많은 셈이다. 내가 처음 책을 쓰기 시작했던 30년 전에는 일 년에 3만 권 정도가 출판되었다고 하니, 지난 30년간 작가의 수가 급격히 늘어난 것을 알 수 있다. 그만큼 진입 장벽이 크게 낮아졌다는 말이다.

게다가 요즘에는 옛날처럼 출판사에 원고를 가져가서 사정을 하며 편집자에게 읽어달라고 부탁할 필요도 없다. 인터넷 시대인 만큼 아마추어가 블로그에 쓴 글이 베스트셀러가 되는 일도 적지 않기 때문이다. 각 출판사의 편집자들은 블로그를 눈여겨보면서 새로운 작가를 찾아 나서고 있다. 실제로 블로그에 대한 평가가 좋고 찾는 사람이 많아지면 종이책 출간을 제안하는 출판사의 메일을 받기도 한다. 나도 그런 경험이 있는데, 옛날에 원고를 들고 출판사를 찾아다녔던 기억을 떠올리면 그야말로 격세지감이 든다.

그러므로 노후의 공부 목표를 '책 쓰기'로 정하는 것이 결코 비현실적인 일은 아니다. 또한 책을 쓰겠다는 목표가 생기면 당장 책을 읽을 때 집중력이 크게 올라간다. 그동안 다수의 책을 써본 경험에서 나온 말이니 믿어도 좋다.

배우자를 잃은 절망 속에도
희망은 있다

실제로 60세 이후에 책을 썼을 뿐 아니라 전문 작가의 반열에 오른 사람도 있다. 그중 한 사람으로 와카타케 치사코(若竹千佐子)를 소개하고 싶다.

와카타케는 2018년에 《나는 나대로 혼자서 간다》라는 작품으로 제158회 아쿠타가와상을 수상한 여성 작가이다. 당시 그녀의 나이는 63세였다. 대학을 졸업한 뒤 임시교사로 일하다가 결혼, 이후 54세까지 전업주부로 살았던 와카타케는 2009년 남편이 갑작스럽게 뇌경색으로 세상을 떠나자 절망에 빠졌다. 그런 그녀에게 "젊었을 때 소설가가 꿈이었잖아. 소설 쓰기 강좌라도 들어보면 어때?" 하고 제안한 건 그녀의 아들이었다. 그렇게 문화센터에서 8년 동안 소설 쓰기 수업을 들으며 써낸 작품이 《나는 나대로 혼자서 간다》였다.

소설의 주인공 74세의 여성 '모모코'는 와카타케와 마찬가지로 남편을 먼저 떠나보낸 인물이다. 와카타케는 모모코를 통해 배우자를 잃은 여성의 노후를 섬세하게 그렸다. 이 책은 2020년에 다나카 유코(田中裕子) 주연의 동명의 영화로도 개봉되었다. 나는 와카타케의 아쿠타가와상 수상 소감을 아직도 잊을 수가 없다.

"사람에게는 그것을 빼고는 자신을 말할 수 없는 결정적인 '시간'이 있다. 나에게는 그것이 남편의 죽음이었다. 오로지 절망뿐이었다. 그런데도 나는 그 속에서 내 안에 있는 기쁨을 찾아냈다. 슬픔 안에는 슬픔만 있지 않고 원숙함도 있음을 깨달았다. 이 사실을 쓰지도 못한 채 죽을 수는 없었다. 어릴 때부터 품어온, 차마 버릴 수 없었던 소설가의 꿈을 이룰 기회가 무르익었던 것이다. 이후에는 그저 쓰기만 하면 됐다."

특히 "그런데도 나는 그 속에서 내 안에 있는 기쁨을 찾아냈다"라는 부분에 전율을 느꼈다. 그야말로 작가다운 말이었다. 작가란 이처럼 자신의 심정을 토로할 수 있는 존재이다. 와카타케는 인생 최대급의 스트레스인 배우자의 죽음을 발판 삼아서 새로운 인생 위에 우뚝 올라섰다.

찰리 채플린은 인생에서 필요한 것은 "꿈과 희망과 조금의 돈"이라고 말했는데, 여기서의 꿈과 희망을 '인생의 목표'로 바꿔 말할 수도 있을 것이다. 채플린의 말처럼 노후에는 아웃풋을 내놓을 수 있는 인생의 목표가 반드시 있어야 한다.

책의 설계도를
그리는 법

그렇다면 한 권의 책을 쓰기 위해서는 무엇을 어떻게 공부해야 할까? 지금부터는 책을 쓰는 실전 기술에 대해 소개하겠다.

먼저 책을 쓰려면 주제가 필요하다. 주제는 자신이 가장 흥미 있는 분야, 혹은 공부하고 싶은 분야로 선택하면 된다. 다만 이를 나중에 잘 팔리는 책으로 만들려면 구체성이 필요하다. 주제는 구체적이면 구체적일수록 좋다. 가령 역사를 좋아한다면 '역사 → 특정 시대 → 특정 인물 → 그의 형제'처럼 주제를 점차 좁혀가야 한다. 단순히 역사 속에 존재하는 유명 인물에 대해서만 쓴다고 하면 이를 받아줄 출판사는 많지 않다. 하지만 유명 인물의 형제자매의 인생이 그와 어떤 관계가 있는지 쓴다고 하면 완성도에 따라서는 전문가도 주목할 만한 기획이 될지 모른다.

노후에 책을 쓰는 가장 손쉬운 방법은 현역 시절 몸담았던 분야에 대해 쓰는 것이다. 예를 들어 《한자와 나오키》 시리즈의 저자 이케이도 준(池井戸潤)은 소설가로 데뷔하기 전에 주로 비즈니스 책을 썼다. 그는 20대에 은행에서 근무했는데, 퇴직 후에는 이를 바탕으로 대출 업무에 관한 실용서 등을 집필했다. 그중 《꼭 알아두어야 할 대출 기초지식(これだけ覚える融資の基礎知識)》은 지금도 잘 팔리고 있는 유명한 책이다. 이케이도는 비즈니스 책을 쓸 때 "머릿속에 있는 내용을 그저 뱉어낼 뿐이어서 그렇게 어렵지는 않았다"라고 말한 적이 있다. 물론 현역 시절 쌓았던 지식과 경험이 아닌, 지금 공부하고 싶은 분야에 대해 쓴다 해도 상관은 없다.

그렇게 주제가 정해졌다면 다음은 콘티를 쓸 차례이다. 콘티는 책의 설계도로, 본문의 뼈대를 만드는 작업이다. 콘티를 잘 짜기만 해도 이를 바탕으로 한 권의 책을 만드는 것은, 즉 그것을 원고지 500매 이상으로 늘리는 일은 그리 어렵지 않다. 책 쓰기의 9할은 콘티 작성이라고 봐도 무방하다.

글은 살아 있는 생물이라서, 쓰는 사람조차도 다 쓰기 전까지는 어떤 작품이 될지 알 수가 없다. 그렇다고는 해도 대강의 목차가 짜인 콘티가 없다면 글쓰기는 시작할 수 없다. 나는 책의 주제가 정해지면 다음과 같은 순서로 콘티를 만든다.

1. 가제 정하기
2. 각 장의 구성 고민하기
3. 장별로 쓰고 싶은 내용의 소제목 정하기

이렇게 하면 A4 두 장 정도의 목차가 대강 완성된다. 이것이 바로 콘티다.

콘티를 완성했다면 이제는 어떻게 독자를 설득할지 고민해야 한다. 시선을 사로잡을 만한 매력적인 사례와 자료를 모아야 한다. 이때 나는 미리 '머리말'을 써둔다. 보통 머리말은 책을 다 쓴 다음에 쓰는 것이 일반적이지만 일부러 처음에 쓰는 것이다. 물론 이때 쓴 머리말은 결국 쓸모없어져서, 그것이 인쇄까지 이어지는 경우는 극히 드물다. 그런데도 일부러 머리말을 미리 쓰는 이유는 책의 핵심 주제, 즉 내가 이 책에서 제일 하고 싶은 말을 짧은 문장으로 정리해두면 콘셉트가 명확해지기 때문이다.

워드프로세서가 이끈
글쓰기의 대중화

　문장을 어떻게 써야 할지 모르겠다며 주저하는 사람들도 많을 것이다. 그런데 문장을 쓰기 어려운 이유는 어디까지나 그동안 써보지 않았기 때문이다. 지금까지 모국어로 특별한 어려움 없이 자연스럽게 말해왔던 사람이라면 마음먹고 노력하기만 하면 금세 일정 수준의 문장을 무리 없이 잘 쓸 수 있다. 특별히 뛰어나고 아름다운 문장이 아니라 의미가 잘 전달되고 이해하기 쉬운 문장이라면, 그런 문장을 쓰는 일은 그리 어렵지 않다. 게다가 요즘에는 '워드프로세서'가 있지 않은가.

옛날에는 손으로 글을 써야 해서 시간이 오래 걸렸고 퇴고도 매우 고생스러웠다. 문장을 수정하는 동안 원고지가 온통 빨갛게 변해버려서 처음부터 다시 깔끔하게 옮겨 적는 과정도 필요했다. 문장을 술술 써 내려간다는 것은 소수의 재능 있는 사람들만 누리는 특권이었고, 평범한 사람들에게 글쓰기란 시간이 오래 걸리는 고된 작업이었다.

하지만 워드프로세서가 등장하면서 상황은 급변하여 글쓰기의 대중화가 이루어졌다. 퇴고를 아무리 많이 해도 새로 옮겨 쓸 필요가 없어졌다. 글씨를 잘 못 쓰는 사람도, 글쓰기에 재능이 없는 사람도 모두 마음만 먹으면 멋진 글을 쓸 수 있는 환경이 갖추어졌다. 나 역시 워드프로세서가 없었다면 지금까지 쓴 글의 10분의 1도 완성하지 못했을 것이다.

단돈 100만 원이면
영화를 찍을 수 있다

요즘은 작가뿐 아니라 영화감독도 누구나 할 수 있기 때문에, 영화감독으로 제2의 인생을 살아보겠다는 목표도 충분히 이룰 수 있다. 그것도 위험부담 없이 말이다.

디지털 촬영 기술이 발전하면서 영화 제작비는 상상을 초월할 만큼 낮아졌다. 대흥행에 성공한 영화 《카메라를 멈추면 안 돼!》도 3000만 원 남짓의 제작비로 300억 원 이상의 수입을 올렸다. 물론 픽션을 다룬 극영화는 배우가 필요하니 나름의 비용이 들겠지만, 다큐멘터리 영화라면 아주 작은 비용으로도 찍을 수 있다.

예를 들어 일 년 동안 원양어선을 타고 나가 어부들의 삶을 다큐멘터리로 만든다고 하자. 필름으로 촬영하던 시기에는 조명이 필요했기 때문에 필름 비용에다 조명 감독의 인건비까지 더해져 상당한 돈이 들었다. 여기에 필름 현상료와 편집 비용 등을 합치면 다 해서 5억 원 이상이 필요했다. 하지만 디지털로 촬영하면 조명이 필요 없어서 디지털카메라와 SD 메모리카드 10개 정도만 가지고 혼자서 배에 오르면 되고, 편집도 컴퓨터로 직접 할 수 있다. 따라서 경비는 100만 원 정도면 충분하다. 똑같은 다큐멘터리를 촬영하는데도 비용이 500분의 1로 내려간 셈이다.

예전에는 영화 촬영이 극히 소수의 전문가에게만 허락된 일이었는데 지금은 대중화가 이루어져서 의지만 있다면 누구든 적은 비용으로 영화를 만들 수 있다. 물론 글쓰기와 비교하면 훨씬 어렵고 특수한 분야여서 아무에게나 "보지만 말고 찍어라"라고 권하지는 못하지만, 이제는 노후에 마음만 먹으면 누구나 영화감독이 될 수 있다는 사실만은 꼭 알려주고 싶다.

최근 20~30년간에 불고 있는 '디지털화'라는 새로운 바람은 세상의 모습을 커다랗게 바꿔놓았다. 이에 따라 노후의 모습과 가능성도 크게 달라졌음을 알아두자.

노후에 배워야 할
의무과목 두 가지

지금까지 노후에 필요한 공부로 제안했던 '책 쓰기'나 '영화 촬영'은 어디까지나 자유롭게 선택할 수 있는 분야이다. 하지만 선택과목 말고, 고령자라면 반드시 배워두어야 할 '의무과목'도 있다. 좋아하는 분야를 공부하기 전에, 노후의 삶을 안정시키고 심신을 건강하게 유지하기 위해 의무적으로 들어야 할 수업이 있다고 보면 된다. 나는 이를 '60세부터 시작하는 의무교육'이라고 규정하고 싶다.

고령자의 필수 수강과목에는 두 가지가 있다.

첫째는 '건강의학' 혹은 '예방의학'이다. 건강에 좋은 식사와 생활 습관, 영양제 등에 관한 지식과 인지장애 예방법 같은 기본적인 건강 정보들을 배워두자. 정확한 지식을 바탕으로 몸과 뇌의 건강을 유지하는 일이야말로 노후를 유의미하게 사는 첫걸음이다. 책을 읽는 것이 가장 좋지만 강의를 들어도 좋다. 정부나 지방자치단체에서 개최하는 무료 강연에도 내용이 알찬 강좌가 많다. 다만 강연에서는 낡은 건강 상식을 알려주는 경우도 있으니 새로나온 다양한 종류의 책을 반드시 함께 읽어보자.

둘째는 '노후의 경제학'으로, 연금이나 노인장기요양보험, 상속, 투자 등 돈에 관한 분야이다. 노후자금에 관해서는 5장에서 간단하게 설명했지만 좀 더 깊이 있게 공부해두면 이를 둘러싼 불안감을 건설적으로 해소할 수 있다.

노후의 건강과 경제에 대한 공부를 다 하고 나면 그다음 순서가 바로 자유선택 과목이다. 좋아하는 일이나 흥미로운 분야, 현역 시절 쌓아두었던 지식과 경험 등을 활용해서 주제를 좁혀가며 계속 공부해나가자.

유서를 쓰기 전에
버킷 리스트부터

　내가 좋아하는 영화 가운데 잭 니콜슨과 모건 프리먼이 공동 주연한《버킷 리스트: 죽기 전에 꼭 하고 싶은 것들》이라는 작품이 있다. 제목 '버킷 리스트(bucket list)'는 영어의 'kick the bucket(=to die: 죽다)'이라는 관용구에서 유래한 말로, 죽기 전에 하고 싶은 일을 적은 목록을 뜻한다.

　노후에는 한 번쯤 버킷 리스트를 써봐야 한다. 하고 싶은 공부의 목표뿐만 아니라 일이나 취미, 놀이에 관한 목표도 세워두어야 노후를 의미 있게 보낼 수 있다. 나도 환갑을 맞이했을 때 앞으로 20년 동안 하고 싶은 일을 적어봤다. 노인정신과 의사로서, 작가로서, 영화감독으로서 해보고 싶은 일들을 마음껏 적었다. 적어도 80세까지는 비교적 건강하게 일하면서 놀 수 있으리라 느꼈기 때문이다. 본격적인 노인으로 접어들기 전에 하고 싶은 일을 가시화해서 적어보았더니 몸에서 힘이 샘솟는 듯했다.

인간의 몸과 뇌는 이렇게 단순하다. 긍정적인 생각을 하면 뇌의 신경전달물질과 남성호르몬인 테스토스테론의 분비량이 늘어나고, 그 덕분에 실제로 에너지가 생긴다. 따라서 노후에는 하고 싶은 일을 적어두고 현역 시절 때처럼 목표와 계획을 꾸준히 세우자.

목표를 세울 때는 반드시 기간을 설정해야 한다. 말하자면 마감일을 정해두는 것이다. 책은 쓴다면 막연히 '언젠가는 쓰자'라고만 생각하지 말고, '3년 동안 써서 70세 이전에는 첫 책을 완성하겠다' 하는 식으로 기한을 정하자. 구체적인 계획을 잡고 나면 '3년 안에 완성해야 하니 올해는 자료를 모아야겠다'라며 의욕도 올라가게 된다.

게다가 날짜에 맞춰 계획을 세우고 실현 방법을 찾는 일은 전두엽을 단련하는 데도 효과적이다.

- 공부는 심신의 건강을 지키는 최고의 방법이다.

- 노후에는 책을 읽기만 하지 말고 직접 써보자.

- 책 쓰기의 9할은 콘티 작성이다.

- 디지털 기기를 이용하면 초보와 전문가의 벽을 허물 수 있다.

- '건강 및 경제'는 노후에 반드시 들어야 할 의무과목이다.

- 버킷 리스트를 적으면 몸과 마음이 건강해진다.

7장

60세부터의 시작을 위한 정답

The Answer
of
70 age

노후에 주어진 7만 3000시간을
의미 있게 살고 싶다면

　내가 태어난 1960년대에는 평균수명이 남성은 65.3세,
여성은 70.2세였다. 당시 정년은 55세였으므로 퇴직 후
남성에게 남은 생은 고작 10년 정도였다. 툇마루에서 손
자를 안고 햇볕을 쬐다 보면 문득 그날이 찾아오곤 했다.
하지만 지금은 퇴직 후 남은 생이 20년을 훌쩍 넘어 30년
에 가까워졌다. '여생'이라 부르기에도 민망한 긴 시간이
다. 정년을 맞이한 60세라는 나이는 차라리 새로운 인생
이 시작되는 해라고 봐야 한다.

노후에 우리에게 주어진 시간은 얼마나 될까? 식사, 수면, 목욕 등 일상생활에 필요한 시간을 빼고 나면 하루 24시간에서 대략 10시간 정도가 남는다. 일 년으로 따지면 3650시간이다. 요즘에는 80세까지는 건강한 사람이 많으므로 60세부터 20년 동안 약 '7만 3000시간'이라는 자유시간이 주어진다. 현재 연간 평균 노동시간이 1915시간이니까 20세부터 60세까지 40년 동안 약 '7만 6000시간'을 일하는 셈인데, 이렇게 본다면 정년 이후 우리에게는 젊은 시절 일했던 시간만큼의 자유시간이 또다시 생기게 된다. 노후에도 여전히 많은 시간이 남아 있는 것이다.

노후에 주어진 터무니없이 긴 시간을 유의미하게 보내는 방법은 두 가지다. 하나는 쓰면서도 질릴 만큼 모범생다운 결론이지만 '공부하기'이고, 나머지 하나는 '일하기'이다. 안타깝게도 인간의 뇌는 공부와 일 외에는 쉽게 질려버리기 때문이다. 유럽과 미국에서는 '행복한 은퇴생활(happy retirement)'이라는 말을 즐겨 쓰면서 일찍 은퇴한 뒤 노후에는 여행과 취미 생활을 맘껏 즐기며 살아야 한다는 사회적인 분위기가 형성되어 있지만, 이는 어디까지나 분위기일 뿐 실상은 좀 다르다. 취미와 여행에 빠져 지내는 시간은 기껏해야 2~3년 정도이고 이후에는 이런 삶에 조금씩 싫증 내는 사람이 많아진다고 한다.

나도 환갑을 맞이하기 전까지는 60대가 되면 쉬면서 마음대로 놀고 싶다는 생각이 있었지만, 이제는 그러한 인생을 살겠다는 마음을 아예 접었다. 내 성격상 취미와 놀이에는 금세 질릴 게 뻔하다. 그래서 힘이 닿는 한 앞으로도 계속 지금까지 해왔던 방식대로 일하자고 마음먹었다.

75세든 80세든 일할 수 있다면 계속 일하는 편이 좋다는 말은 과학적으로도 증명된 사실이다. 실로 다양한 연구와 조사를 통해 '노동'은 인간을 건강하게 오래 살도록 해주고 인생의 충실감을 느끼게 해주며 행복한 노후를 보내게 해준다는 점이 밝혀졌다. 물론 여기서 말하는 '노동'은 현역 시절 때처럼 매일 꼭 8시간 정도 근무해야 한다는 뜻이 아니다. 자신의 시간에 맞춰 파트타이머로 일해도 좋고, 또 집안일이나 봉사 활동처럼 다양한 형태의 노동도 포함된다.

매일 우유를 마시는 사람보다
매일 우유를 배달하는 사람이
더 건강하다

미국의 베스트셀러 작가 댄 뷰트너가 쓴 《블루존》이라
는 책이 있다. 작가가 세계적으로 인정받는 장수 지역에
방문해서 그 비밀이 무엇인지 분석한 내용을 담았다. 뷰
트너가 탐방한 지역은 100세가 넘어서도 건강하게 사는
사람의 비율이 높은 곳으로, 이탈리아의 사르데냐섬, 미
국 캘리포니아주의 로마 린다 공동체, 코스타리카의 니
코야반도, 그리스의 이카리아섬, 일본의 오키나와섬 등
이다.

책에 따르면 장수 지역에는 다음과 같은 공통점이 있다고 한다. 무엇보다도 사람들이 꾸준히 몸을 움직인다. 장수 지역에는 나이가 들어도 밭일, 정원 가꾸기, 집안일 등으로 꾸준히 몸을 움직이는 사람들, 즉 '일하는 사람들'이 많았다. 그 외에도 '배부르게 먹지 않기', '목적의식 지니기', '스트레스 해소하기' 등의 공통점이 있었지만, 건강하게 오래 살기 위한 조건으로 꾸준히 몸을 움직이는 것, 즉 '일하기'를 제일 중요하게 꼽았다.

'일하기'의 중요성을 알려주는 또 다른 예로는 영국의 한 경제지에서 수십 년에 걸쳐 진행한 '행복도'에 관한 조사를 들 수 있다. 여기서는 이혼이나 배우자의 사망, 실업과 같은 삶의 큰 사건으로 사람의 행복도가 어떻게 달라지는지를 조사했는데, 인간의 행복도에 가장 크게 부정적인 영향을 미치는 요소는 '실업'이었다. 이혼이나 배우자의 사망보다 일자리를 잃는 일이 인간을 가장 불행하게 만드는 요소였다.

인간에게 '일'은 절대 없어서는 안 될 요소이다. 세계 각지에서 진행된 비슷한 조사들에서도 모두 늙어서도 계속 일해야 오래 살 수 있고 행복도도 높다는 결론이 나왔다. 관련 자료를 다 소개하자면 책 한 권을 채우고도 남을 정도로 방대하다. 그만큼 과학적으로 밝혀진 사실임이 틀림없다는 뜻이다. 서양에는 "매일 우유를 마시는 사람보다 매일 우유를 배달하는 사람이 더 건강하다"라는 속담이 있는데, 저절로 고개가 끄덕여지는 말이다.

나 역시 노후를 건강하고 행복하게, 그리고 유의미하게 보내기 위한 가장 중요한 조건은 '일하기'라고 생각한다. 정년이 곧 은퇴가 아님을 명심하고 연령에 맞게, 아니 때로는 나이를 잊고서라도 계속 일하는 것이 인생을 의미 있게 보내는 방법이다.

노후에도 일자리는
충분하다

　강연장에 나가 '노후에 일하기'의 중요성을 강조하면 어김없이 "일하고 싶어도 자리가 없는데요?"라는 대답이 돌아온다. '일하기'가 반드시 보수를 받고 하는 노동만을 의미하는 것은 아니지만, 여기서는 일단 직업으로서의 일만을 두고 이야기하겠다.

　예전에는 정년 후에 재취업을 하기란 하늘의 별 따기였다. 하지만 최근 몇 년간 상황은 급변했다. 인구 감소, 베이비붐 세대의 은퇴 등으로 젊은 층의 인구만으로는 노동력을 충당할 수 없게 되었다. 이에 따라 요즘에는 노후에도 일자리를 찾기가 훨씬 수월하다.

정부에서도 정년 연장 및 계속고용제도 도입을 꾀하고 있다. 2023년 말까지 '계속고용 로드맵'을 완성하겠다는 계획이며, 앞에서도 설명했지만 '고령자계속고용장려금'으로 퇴직한 사람들의 재고용을 계속 지원하고 있다. 베이비붐 세대의 은퇴로 인해 앞으로는 노동력이 더 부족해질 상황이기에 정부는 노후에도 계속 일할 수 있는 환경을 갖추고자 할 것이며, 기업에서도 일손이 부족한 만큼 정부의 정책을 반길 수밖에 없다.

다만 재고용될 경우 월급은 크게 깎인다. 수입이 절반 이하로, 혹은 3분의 1 이하로 줄기도 한다. 또 재고용되어서 일하면 스트레스를 더 받는다는 이야기도 있다. 직급이 바뀌면서 후배가 상사 자리에 앉을 수도 있으니 여러 가지로 스트레스를 받는 상황이 늘어난다.

따라서 노후에 계속 일하려면 새로운 마인드를 가져야 한다. 많은 돈을 벌기보다는 즐겁게 일하는 쪽을 선택해야 한다. 또 젊었을 때처럼 반드시 일해야 한다는 부담이 없는 만큼 지나치게 스트레스를 받는다면 적당한 시기에 그만두는 것도 현명한 선택이다. 거듭 말하지만 이제 일자리는 충분하기 때문이다.

돌봄 노동으로 현역 때보다
풍족한 삶 누리기

노후에 하기 적당한 일로 나는 '노인 돌봄 노동'을 적
극 추천한다. 노인 돌봄과 관련된 일을 소위 '3D 업종'으
로 여기는 사람이 많은데, 실제 노동 현장을 오랫동안 지
켜봐 온 사람으로서 결코 그렇지 않다는 말을 꼭 하고
싶다. 물론 노인 돌봄 노동의 보수는 그리 많지 않다. 경
력 및 일의 종류에 따라 조금씩 다르겠지만, 요양보호사
나 사회복지사 자격증을 따고 근무한다면 평균적으로 월
200만 원 이상의 수입을 기대할 수 있다.

보통 돌봄과 관련된 일은 여성만 할 수 있다고 여기기 쉬우나 현장에서는 남성이 절대적으로 부족한 상황이라고 한다. 지인에게 이런 이야기를 했더니 몸이 건강할 때 부부가 함께 돌봄 노동을 해봐야겠다며 뛰어든 경우도 있다. 지금은 부부 둘이서 월 500만 원 가까이 벌며 남편 혼자서 벌던 때보다 더 풍족한 생활을 누린다고 들었다.

돌봄 노동에 대한 수요는 앞으로 최소 20년간, 적어도 2040년 무렵까지는 줄지 않고 늘어날 것이다. 고령자에 대해 잘 아는 사람은 고령자인 만큼, 앞으로는 실버 세대가 실버산업을 주도하는 시절이 오리라고 믿는다.

프리랜서도 좋고 창업도 좋지만, 창업을 한다면 욕심을 버린다

물론 어딘가에 소속되지 않고 프리랜서로 돈을 버는 방법도 있다. 지금까지 만났던 노인들 중에서도 프리랜서로 일하는 사람들이 참 많았는데, 대부분은 현역 시절에 쌓은 전문 기술을 활용하는 사람들이었다. 현역 시절 경리로 일했던 사람은 은퇴 후 기장 대행 일을 하고 있었고, 시스템 엔지니어였던 사람은 지인이 운영하는 IT 회사의 일을 도우며 용돈을 벌고 있었으며, 전문 무역상사에서 영업직으로 일했던 사람은 유창한 영어 실력을 활용해서

번역 일로 수입을 올리고 있었다. 또 노후에 학생 2~3명의 공부를 봐주며 돈을 버는 사람도 있었는데, 그는 자신이 요즘 학생들보다도 훨씬 험난한 수험생 시절을 보냈기에 공부 방법의 차원이 다르다며 자신감을 내비쳤다. 성묘 대행, 반려견 산책 대행 등 대행 서비스로 돈을 버는 사람들도 있었고, 자택에서 서예나 다도 교실을 열어 제자 몇 명을 가르치며 수십만 원의 수입을 올리는 여성도 만난 적이 있다.

프리랜서로 일하기의 연장선에서 창업을 하는 방법도 있다. 단, 사업을 시작할 때는 사람을 고용하지 말고, 또 점포를 내기보다는 집에서 위험부담이 없는 상태로 시작하기를 권한다. 법인 등록도 가능하면 늦게 하자. 애지중지 아끼던 퇴직금을 다 쏟아서 사무실이나 점포를 냈다가 혹 실패하여 이러지도 저러지도 못하는 상황이 생길지도 모른다. 현실적으로 말하자면 애초에 큰돈이 될 사업을 한다는 게 그리 쉬운 일일 리가 없다.

가장 바람직한 방향은 크게 욕심부리지 않고 본전만 찾는다는 자세로 임하는 것이다. 언제 그만두어도 크게 손해 볼 일 없는 사업이라면 좋겠다. 가능하면 작게 시작하고, 매출 목표도 월 50만~100만 원 정도로 잡자. 연간 600만~1200만 원을 첫 번째 목표로 삼아서 조금씩 돈을 버는 것이다. 그래도 60세부터 75세까지 15년 동안 한다면 9000만 원에서 1억 8000만 원까지 벌 수 있다.

반대로 위험부담을 안고 법인 등록까지 해서 본격적인 사업을 시작하겠다면 개인 재산이 아닌 금융기관에서 빌린 대출금으로 하자. 사업계획서를 전문가의 눈으로 검증받을 수 있기 때문이다. 만약 대출을 거부당했다면 그 사업은 실패할 확률이 높다고 인정해야 한다. 그리고 담당자에게 사업계획서의 어느 부분이 문제인지 집요하게 물어보자. 사업의 개선점을 찾을 수 있다.

인생은 해보지 않으면 어떻게 될지 모르는 법이다. 예전에 스티브 잡스는 현실에 안주하는 해군이 될 바에야 해적이 되자는 말을 하지 않았던가. 위험부담이 낮은 소규모의 사업으로 어느 정도 성공을 맛보았다면 금융기관의 문을 두드려보는 것도 노후를 재미있게 사는 방법이다.

30년 동안 놀기만 하면
재미있을까?

　이 책의 기획 및 편집을 도맡아주신 분은 나보다 네 살 많은 베테랑 편집자 겸 작가이다. 즉 이 책은 환갑을 넘긴 두 노인이 만든 작품이므로 전형적인 실버 비즈니스에 해당한다. 지금부터 이 책의 편집자에 관한 이야기를 해보겠다.

　그는 오랜 기간 동안 프리랜서로 일하다가 환갑을 맞이했을 무렵 은퇴를 결심했다. 프리랜서였기에 일을 그만두어야 할 날짜는 정해져 있지 않았지만, 각 출판사에 정기적으로 보내던 기획서를 쓰지 않자 자연스럽게 일이 끊겼다. 이후 그는 거의 3년간 놀면서 지냈다고 한다. 첫해에는 반년 이상 여행을 다니며 일본 전역과 세계 여러 나라를 돌아다녔고, 다음 해에는 그동안 제대로 즐기지 못했던 취미 생활과 야구 관람, 경마, 공연 관람 등을 하면서 시간을 보냈다. 그 시절에 나는 그에게서 한동안 연락이 없기에 이상하다 싶었는데, 나중에 알고 보니 은퇴 후의 삶을 즐긴 모양이었다.

그런데 3년째가 되자 여행에도 취미 생활에도 싫증이 나서 지루한 한 해를 보낼 수밖에 없었다고 한다. 그래서 은퇴한 지 3년이 지나 그는 다시 출판업계로 복귀했고, 지금 나와 함께 이 책을 만들게 된 것이다.

얼마 전 그가 이런 말을 했다.

"선생님이 말씀하신 것처럼 뇌는 취미와 놀이에는 2~3년이면 질리나 봐요. 노후에 놀면서 살겠다는 생각은 이제 접었습니다."

그러면서 그는 일이 있는 한 계속 책을 만들겠다는 결심을 전했다.

60대가 되었을 때 일단 '은퇴'를 선택하는 것은 우리 인생에서 충분히 가능한 일이다. 그리고 현역 시절 충분히 누리지 못했던 취미 생활에 푹 빠지거나 부부가 함께 세계여행을 즐겨보는 것도 좋다. 뭐든지 해보기 전에는 알 수 없기 때문이다. 은퇴도 희귀한 경험이므로 은퇴 후의 삶이 진심으로 즐겁다면 계속 그 생활을 유지하면 된다.

하지만 취미나 놀이에 조금씩 싫증이 난다면 다시 일로 돌아가는 것도 좋다. 노후의 은퇴는 의무가 아니다. 한번 일에서 멀어져 본 다음, 그 생활이 재미없다면 속세로 다시 돌아오자. 첫 은퇴는 기간을 정해두고 일시적으로 일을 쉰다는 마음으로 임하자.

가요계에서는 밴드나 아이돌 그룹이 해체가 아닌 '활동 중지'를 선언하는 일이 잦다. 노후에도 처음 일을 그만둘 때는 완전한 은퇴가 아니라 일시적인 휴직으로 인식하면 어떨까? 한 1~2년 정도 일을 쉰다는 마음으로 손에서 잠시 일을 내려놓는 것이다. 65세에 은퇴한다 해도 아직 삶은 25년이나 이어진다. 계속 놀기만 하다 보니 심심하다 싶으면 망설이지 말고 다시 일을 시작해보자. 그러한 삶도 있음을 우리에게 가르쳐준 대표적인 인물이 지브리 스튜디오의 미야자키 하야오(宮崎駿) 감독이다.

미야자키 감독은 2013년 9월 《바람이 분다》를 마지막으로 은퇴를 선언했다가, 지금은 이를 철회하고 신작 영화를 제작 중이다. 선공개된 제목은 《그대들, 어떻게 살 것인가》이다. 이 영화는 지금까지와는 다르게 매우 천천히, 제작진이 피로를 느끼지 않을 만큼씩 진행 중이라고 한다. 미야자키와 오랫동안 함께 일했던 지브리 스튜디오의 프로듀서 스즈키 도시오(鈴木敏夫)는 그가 다시 영화 제작에 뛰어든 이유에 대해 "막상 은퇴했더니 할 일이 없어서 곤란했던 게 아닐까요"라며 애정을 담아 말했다.

하지만 나는 개인적으로 미야자키가 '어떻게 살아야 할까'에 대해 수없이 자문한 끝에 복귀를 결심했으리라고 생각한다. 반복해서 말하지만, 인간의 뇌는 여행이나 정원 가꾸기 같은 일에는 언젠가 싫증이 나버린다. 인류의 진화 역사만 봐도 인간의 뇌는 놀면서 30년을 버티기는 어렵다. 어떤 이들에게는 놀기만 하는 삶이 어쩌면 감옥보다도 더 고통스러울 수도 있다.

- 건강하게 오래 살려면 몸을 계속 움직이는 것, 즉 '일하기'가 중요하다.

- 노후의 창업은 사람을 쓰지 않고 점포도 내지 않는, 위험부담이 없는 선에서 하자.

- 처음 일을 그만둘 때는 '은퇴'가 아니라 '일시적인 활동 중지'라는 자세로 임하자.

- 인간의 뇌는 놀기만 해서는 긴 시간을 견딜 수 없다.

70세의 정답

1판 1쇄 발행 | 2023년 6월 12일
1판 3쇄 발행 | 2024년 10월 8일

지은이 와다 히데키
옮긴이 이정미
펴낸이 김기옥

경제경영팀장 모민원
기획 편집 변호이, 박지선
마케팅 박진모
경영지원 고광현, 임민진
제작 김형식

표지 디자인 블루노머스
본문 디자인 푸른나무디자인
인쇄 · 제본 민언프린텍

펴낸곳 한스미디어(한즈미디어(주))
주소 121-839 서울시 마포구 양화로 11길 13(서교동, 강원빌딩 5층)
전화 02-707-0337 | 팩스 02-707-0198 | 홈페이지 www.hansmedia.com
출판신고번호 제 313-2003-227호 | 신고일자 2003년 6월 25일

ISBN 979-11-6007-926-5   (03510)

책값은 뒤표지에 있습니다.
이 책은 저작권법에 따라 보호받는 저작물이므로 무단 전재와 무단 복제를 금합니다.
잘못 만들어진 책은 구입하신 서점에서 교환해 드립니다.